令和**4**年版出題基準準拠

歯科衛生士国家試験

ポイントチェック②

■歯・口腔の健康と予防に関わる
人間と社会の仕組み

編
歯科衛生士
国家試験対策検討会

JN029195

医歯薬出版株式会社

　本シリーズは 1996 年 7 月に『ポイントチェック歯科衛生士国家試験対策』として第 1 版を発刊してから版を重ね，2018 年 1 月に第 5 版を発刊しました．そして新たに『歯科衛生士国家試験ポイントチェック　令和 4 年版出題基準準拠』と改称して皆様のお手元にお届けすることになりました．

　本書は，これまで，国家試験を解くための思考過程が自然と備わるように配慮されており，単に覚えているかいないかを判断する単純想起型の問題だけでなく，いわゆる状況設定問題として写真や図などによって，問題の内容からその解釈などを求めてくるような問題への対応までをカバーしています．歯科衛生士国家試験出題基準については，歯科医療チームとしての歯科医師国家試験の出題基準の方向性も加味して，原則として 4 年に一度の改定が実施されています．「令和 4 年版 歯科衛生士国家試験出題基準」は，第 32 回歯科衛生士国家試験（令和 5 年）から適用します．令和 4 年版出題基準は，「時代の要請に応える歯科衛生士を確保する観点から，下記の出題について更なる充実を図り，資質向上を促進していく必要がある」として 6 項目についての記載がなされています．

> （1）高齢化等による疾病構造の変化に伴う歯科診療の変化に関連した，歯科衛生士として必要な高齢者や在宅・施設介護や病棟での対応に関する出題
> （2）地域包括ケアシステムの推進や多職種連携等に関する出題
> （3）口腔機能の維持・向上や摂食機能障害への対応に関する出題
> （4）医療安全や職業倫理等に関する出題
> （5）周術期等口腔機能管理に関する出題
> （6）医療のグローバル化に伴い歯科衛生士としての国際貢献を踏まえた国際保健に関する出題

　なお，近年は災害時の対応も重要となっているが，出題に際しては，学校・養成所における教授内容を考慮する等の一定の配慮が必要である．その他，保健医療・介護の領域で歯科衛生士として必要不可欠な内容について出題する，と記載されています．

　歯科医療現場で中心的な役割が求められてくる歯科衛生士は国家試験の出題の分野も多岐にわたってきているのが現状です．

　本書を活用して効率よく国家試験対策を行い，所期の目的を達成してくれることを願っています．

2023 年 1 月
歯科衛生士国家試験対策検討会

本書の特徴および利用方法

　本書は歯科衛生士国家試験の受験準備，ならびに校内試験対策や授業内容の整理のためにも利用できるように，各科目の内容を簡潔にまとめたものです．本書を効率よく利用していただくために，以下に特徴と効果的な利用方法を列記します．

1. 各科目の要点—— SECTION

① 各 SECTION は，"歯科衛生士国家試験出題基準（令和 4 年版）"の項目をすべて含み，"歯科衛生学教育コア・カリキュラム―教育内容ガイドライン― 改訂版"を加味している．したがって，学校で学習する各科目の範囲全体もカバーしている．また，国家試験に出題される分野を，むだなく系統的に学ぶことができる．
② 出題傾向や重要度を考え，各科目の重要語をカラーで表示してある．
③ 同義語は，適宜（　　）内に示した．
④ 用語は，『歯科衛生学シリーズ』，文部科学省の「学術用語集」および学会の用語を総合して統一するようにしてある．

■効果的な利用方法
　校内試験などの際，授業で学んだことを復習するのに役立ちます．また，短時間で全体を把握するのにも適し，国家試験直前の勉強に活用できます．また，カラーで示された重要語を隠して暗記するのもよいでしょう．

2. 過去に出題された国家試験問題の収載

① 各 SECTION に関連する過去に出題された国家試験問題および解答を付した．
② なるべく直近の国家試験問題を収載した．

■効果的な利用方法
　空いているスペースを利用して，本書に収載されている以外の国家試験問題を自分で付け加えていくことで，どこを重点的に学習すればよいかわかるでしょう．
　また，過去の国家試験問題の解説については，『徹底分析！年度別歯科衛生士国家試験問題集』（医歯薬出版）を参照してください．

歯科衛生士国家試験ポイントチェック ②

歯・口腔の健康と予防に関わる人間と社会の仕組み
令和4年版出題基準準拠
もくじ

Ⅰ編　総論

Ⅱ編　口腔清掃

Ⅲ編　う蝕の予防

Ⅶ編　保健・医療・福祉の制度

I 編

総論

口腔衛生学の意義

I 概要

1. 口腔衛生学の定義

口腔衛生学とは，「歯および口腔の健康を保持・増進し，またその疾病を予防し，進んでその機能の保持と向上をはかることにより全身の健康の保持・増進を目的とし，これを達成するための手段・方法を研究する科学である」と定義される．

2. 健康の定義（WHO憲章）

健康とは，肉体的，精神的および社会的なすべての面においてよい状態にあることであり，単に疾病がない，または虚弱でないということではない．

⇒**積極的健康**といわれている（定義よりも，理想や目標に近い）．「病気のない状態」の健康は，**消極的健康**である．

II 歯科疾患の予防

1. 歯科疾患予防の特徴

（1）う蝕および歯周病に代表される歯科疾患は，その発病，進行によって歯質の欠損や咬合・咀嚼の障害が蓄積し，その結果として，歯の喪失につながる．

（2）歯の喪失は，食生活や社会生活などに支障をきたし，ひいては，全身の健康に影響を与えるものとされている．

（3）現在，歯科保健では，**8020運動**が提唱・推進されている．

（4）歯の喪失原因の約9割が**う蝕**と**歯周病**で占められている．したがって，**各ライフステージ**に応じた適切なう蝕・歯周病予防を推進する．

（5）特に幼児期と学齢期のう蝕予防，成人期の歯周病予防が重要である．

［歯科衛生士法　第1条］

この法律は，歯科衛生士の資格を定め，もつて**歯科疾患の予防及び口くう衛生の向上**を図ることを目的とする（歯科衛生法の目的）．

［歯科医師法　第1条］

歯科医療と**保健指導**を 掌 ることによって，公衆衛生の向上と増進に寄与し，国民の健康な生活を確保する（歯科医師の任務）．

2. 疾病予防段階の考え方；予防の3相（3段階と5つの予防手段）（表1-1）

1）第一次予防

健康な段階で感受性のある者に対する予防で，**健康増進・健康教育**や**特異的（疾病）予防**が含まれる．

2）第二次予防

疾病初期の予防で，個人を対象とした**早期発見・即時処置（早期治療）**および**機能喪失の阻止**が含まれる．

3）第三次予防

疾病の最終段階における個人に対するリハビリテーションである．

※機能喪失の阻止を第三次予防に分類することもある．

表1-1　疾病予防の概念

疾病の自然史	疾病前 （感受性期）		疾病早期 疾病不顕性期	疾病顕性期 進展期	回復期 慢性期
予防医学の3段階と5つの 予防手段	健康増進	特異的予防	早期発見 即時処置	機能喪失阻止	リハビリテーション
	第一次予防		第二次予防		第三次予防
目的	罹患率の低下		死亡率の低下 生存期間の延伸		ADL, QOLの向上 社会復帰

SECTION 2　歯・口腔の発育と変化

Ⅰ　歯・口腔の発生と成長発育

1. 歯の形成

1) 歯の発生

　歯と歯周組織は外胚葉由来である．歯の発生するもと（原器）である歯胚は，体表外胚葉由来の上皮成分である**エナメル器**と，神経外胚葉由来の間葉成分である**歯乳頭**および**歯小嚢**から成り立っている．エナメル器からエナメル質が形成され，歯乳頭からは象牙質と歯髄が形成される．歯小嚢からは歯周組織であるセメント質，歯根膜，固有歯槽骨が形成される（**表 1-2**）．

2) 歯の形成と栄養

　歯の形成にはさまざまな栄養素が関与する（**表 1-3**）．

表 1-2　歯の組織別の由来

胚葉		歯胚の組成	形成される組織
外胚葉	体表外胚葉	エナメル器	エナメル質
	神経外胚葉のうち神経堤（外胚葉性間葉）	歯乳頭	象牙質，歯髄
		歯小嚢	セメント質 歯根膜 固有歯槽骨

表 1-3　歯の形成と栄養

栄養	歯の形成の役割
糖質，タンパク質	歯の基質形成に関与
脂質	リン脂質は歯の石灰化に関与
ビタミン	ビタミン A：エナメル質の形成に関与 ビタミン C：象牙質の形成（コラーゲン合成）に関与 ビタミン D：歯質の石灰化（カルシウム，リンの吸収・代謝）に関与
ミネラル	カルシウム，リン：歯の石灰化に関与 フッ素：歯の耐酸性（う蝕抵抗性）に関与

表 1-4　節目年齢と歯の形成・萌出

時期	乳歯	永久歯
出生前	石灰化開始：A〜E	歯胚形成開始：6，1〜3
出生時	―	石灰化開始　：6 歯胚形成開始：4
1 歳 6 カ月	萌出完了：A〜D （C は未萌出の場合あり）	石灰化開始　：1〜4
3 歳	乳歯列完成	石灰化開始　：5，7 歯冠完成　　：6

2. 歯の萌出，交換

　乳歯と永久歯それぞれの歯胚形成時期，石灰化時期，萌出時期は小児歯科臨床や乳幼児歯科健診の際の歯科保健指導で必要な知識である（**表1-4，5**）．

有する者の割合も，1人平均喪失歯数も，ともに減少傾向であった（**図1-1，2**）．1人平均喪失歯数は，50歳未満では1本未満だが，50歳以上では2本以上となり，75歳以上では10本以上であった．

Ⅱ　歯の喪失

　永久歯の喪失の原因はう蝕と歯周病が大半である．9〜15歳では歯列矯正のための抜歯が多いのが特徴である．平成28年歯科疾患実態調査の結果では，過去の調査と比較して，喪失歯を

表1-5　歯の形成時期

	歯種	歯胚形成	石灰化開始	歯冠完成	歯根完成
乳歯	乳中切歯	胎生　　7週	胎生 4〜4 1/2 カ月	生後 1 1/2〜2 1/2 カ月	生後　1 1/2年
	乳側切歯	7	4 1/2	2 1/2〜3	1 1/2〜2
	乳犬歯	7 1/2	5	9	3 1/4
	第一乳臼歯	8	5	5 1/2〜6	2 1/2
	第二乳臼歯	10	6	10〜11	3
永久歯	第一大臼歯	胎生 3 1/2〜4 カ月	出生時	2 1/2〜3年	9〜10年
	中切歯	5〜5 1/4	生後　3〜4 カ月	4〜5	9〜10
	側切歯	5〜5 1/2	10〜12* 3〜4	4〜5	10〜11
	犬歯	5 1/2〜6	4〜5	6〜7	12〜15
	第一小臼歯	出生時	1 1/2〜2年	5〜6	12〜13
	第二小臼歯	生後 7 1/2〜8 カ月	2〜2 1/2	6〜7	12〜14
	第二大臼歯	8 1/2〜9	2 1/2〜3	7〜8	14〜16
	第三大臼歯	3 1/2〜4 年	7〜10	12〜16	18〜25

*上顎と下顎の間に著しい差がある．（Schour & Massler）

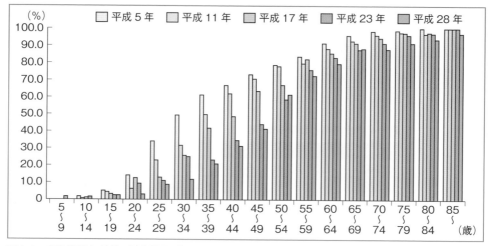

図1-1　喪失歯所有者率の年次推移（永久歯：5歳以上）

（厚生労働省：平成28年歯科疾患実態調査の概要）

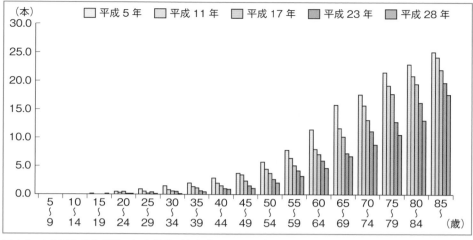

図 1-2　1 人平均喪失歯数の年次推移（永久歯：5 歳以上）

（厚生労働省：平成 28 年歯科疾患実態調査の概要）

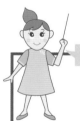

国試に出題されています！

問　エナメル質形成不全を伴うのはどれか．2 つ選べ．（第 31 回/2022 年）

a　Down 症候群
b　外胚葉異形成症
c　下垂体機能低下症
d　ビタミン A 欠乏症

答　b, d

Ⅰ 咀嚼

1. 咀嚼の意義

1) 消化と吸収

咀嚼により食物の消化・吸収を助ける. すなわち, 歯の機械的・物理的作用により食物は粉砕されて表面積が増加し, 唾液中のα-アミラーゼによる酵素作用を受けやすくなる.

2) 顎・顔面発育

動物実験において, 正常な咀嚼が正常な顎・顔面の発育を促すことが知られている.

3) 自浄作用の促進

咬合のない口腔内は汚れやすい. 一方, 繊維性食品の咀嚼により, 口腔の自浄作用は促進される.

4) 心理的作用

精神的なリラックスに役立つといわれる.

5) 異物排除作用

咀嚼により食物中の異物は認知される.

2. 咀嚼効率

食物を粉砕する能力のことである. 石原 (1955年) は, 健全歯列を100とした場合, 全部床義歯で咀嚼能率が約1/4に, 部分床義歯で約1/3に減少することを示した.

Ⅱ 摂食嚥下

摂食嚥下は, 食物を認識し, 口を経由して胃へ送り込む, 一連の動作のことである. それらの一連の動作を5段階に分け, 「**摂食嚥下の5期**」とよばれている.

1. 先行期 (認知期)

食物の性状を認知し, 摂食に必要な準備を整える.

2. 準備期 (咀嚼期)

食物を口腔に取り込み, 歯で咀嚼して飲み込みやすい大きさの塊 (食塊) を形成する.

3. 口腔期

随意運動 (思いどおりにできる運動動作) であり, 食塊を舌によって口腔から咽頭へ送り込む.

4. 咽頭期

食塊が気管に入らないように, 脳にある嚥下中枢からの指令で, 食塊を食道へ送る.

5. 食道期

蠕動運動により食塊を胃に送り込む.

Ⅲ 発音・構音

(1) 発音は, 構音のことを一般的に表現したもの. 調音という場合もある.

(2) 発音・構音は, 器官を使って言語音を生成する生理的過程のことである.

(3) 発音・構音器官は, 肺, 気管, 喉頭, 声帯, 硬・軟口蓋, 口蓋帆, 下顎, 舌, 口唇などである.

(4) 呼気から声帯と声道 (咽頭・口腔内器官) を使用し, さらに, 口唇, 舌, 口蓋, 口蓋帆, 歯などの形態や位置で音を発生する.

Ⅳ 味覚, 触覚, 冷温覚

1. 味覚

(1) 主として舌に存在する味蕾が, 味物質に触れて発現する (**表1-6**).

(2) 4種の基本味覚に「旨味」が加わって, **5つの基本味**という.

表 1-6　4 種の基本味

甘味──甘さ──	──舌尖	
酸味──すっぱさ─	─舌縁,	舌背
塩味──塩辛さ──	─舌尖,	舌縁
苦味──苦さ──	──舌根	

（3）**味盲**は劣性遺伝といわれ（日本人では10～14％），フェニルチオカーバマイド（PTC）の味を感じない人をいう.

・味わって食事をするような場合は，主に味覚を中心とした「おいしさ」,「まずさ」の感覚情報が食欲などと相互に作用する.

・感覚情報は，味覚，嗅覚，触覚（歯応え，舌触り，噛み心地），温覚，冷覚である.

・一般感覚のうち，痛覚は，生体防御や口腔諸器官などの運動調節として重要. 口腔は前方にいくほど鋭い.

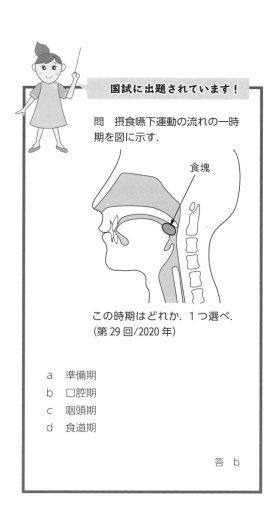

国試に出題されています！

問　摂食嚥下運動の流れの一時期を図に示す.

食塊

この時期はどれか. 1 つ選べ.
（第 29 回/2020 年）

a　準備期
b　口腔期
c　咽頭期
d　食道期

答　b

口腔環境

Ⅰ 歯と口腔環境

1. 唾液の作用

1) 唾液の作用と役割

口腔は外環境に接しており，物理的，化学的，生物的環境からの影響を直接受けることから，口腔の器質と機能を正常に保つために，唾液の作用は多様である（**表 1-7**）．

2) 唾液緩衝能

pH は通常 6.2〜7.6（平均 6.7）であるが，口腔微生物の活動や飲食物により変動する pH は，唾液の緩衝作用により中性域に保たれる．緩衝能は主に**重炭酸緩衝系，リン酸緩衝系，タンパク質緩衝系**が関与する．血液にあるヘモグロビン緩衝系は唾液にない．

(1) 重炭酸緩衝系

緩衝系で最も大きな割合を占める．酸性環境では重炭酸イオン（HCO_3^-）が水素イオン（H^+）と結合し，炭酸（H_2CO_3）を経て，水と二酸化炭素になる．アルカリ環境では水酸基イオン（OH^-）が重炭酸由来のH^+と結合して水になる．

(2) リン酸緩衝系

酸性環境では遊離のリン酸水素イオン（HPO_4^{2-}）がH^+と結合しリン酸二水素イオン（$H_2PO_4^-$）になる．アルカリ環境では水酸基イオン（OH^-）がリン酸由来のH^+と結合して水になる．

(3) タンパク質緩衝系

酸性環境ではアミノ基にH^+が結合して弱塩基として作用し，アルカリ環境ではカルボキシル基のH^+が解離して弱酸として作用する．

(4) 安静時刺激と刺激唾液の緩衝能

重炭酸塩は導管を通過するときに再吸収されるが，唾液の流出量が多いと重炭酸塩が再吸収

表 1-7 唾液の作用と役割

作用	役割
消化作用	唾液アミラーゼ：デンプンを加水分解する 舌リパーゼ　　　：脂肪を加水分解する
潤滑作用	ムチン，高プロリンタンパク，水分：嚥下や発音を円滑にする
粘膜保護作用	ムチン，シスタチン S：環境刺激から粘膜を保護する
味覚作用	味物質が唾液に溶解することで，味蕾に結合して味覚が生じる
排泄作用	血中の化学物質などが唾液中に排出される
水分代謝作用	脱水状態で唾液分泌が低下して口腔内が乾燥　→　飲水行動を起こす
浄化作用	酸や糖質を洗い流す（クリアランス）
抗菌作用	免疫グロブリン（主に分泌型 IgA）：病原体の粘膜へ付着，侵入を防ぐ リゾチーム：細菌の細胞壁を溶解する ペルオキシダーゼ：過酸化水素の生成による有機化合物の酸化や抗菌物質のヒポチオシアン酸イオンの生成により殺菌力を発揮する 抗菌ペプチド（ラクトフェリン，ヒスタチンなど）：細菌の細胞壁を攻撃する
歯質保護作用	歯面にペリクル（獲得被膜）を形成して酸による脱灰から保護する
緩衝作用	重炭酸緩衝系，リン酸緩衝系，タンパク質緩衝系が関与する
再石灰化作用	唾液中の共通イオン（Ca^{2+}，PO_4^{3-}）が脱灰した歯面に沈着する

される前に唾液が導管を通過するため，相対的に重炭酸量が多くなり，緩衝作用が高くなる．このため刺激唾液は安静時唾液より緩衝作用が約20倍程度高い．

2. エナメル質の成熟

萌出して間もない歯質表層は未成熟であるため，う蝕感受性が高い．エナメル質表層は主に唾液から供給される共通イオンにより，無機層の割合は70〜90％以上まで増加する．エナメル質が成熟すると，う蝕抵抗性が上昇するとともに，エナメル質表面の微小硬度は増加する．

3. ペリクルの形成

1) 形成される場所

萌出歯のエナメル質表面に後天的に付着する．除去しても口腔内では数時間で再付着する．

2) 組成

有機質性の被膜で，唾液由来のタンパク質，糖タンパク質，脂質で構成されている．微生物は含まれない．

3) 物理的特徴

無色透明で厚みは1〜数μmで，歯面に強固に付着しており，ブラッシングで除去できない．

4) 生物学的特徴

(1) 歯質の保護作用

①脱灰抑制作用

酸がヒドロキシアパタイトに直接曝露するのを妨げる．

②再石灰化促進作用

唾液と歯質の共通イオン（Ca^{2+}，PO_4^{3-}，F^-）が拡散するのを妨げる．

(2) 口腔微生物の歯面付着の足場

細菌の初期付着の足場となるため，プラーク形成の初期段階に関与する．

4. 口腔内常在微生物

口腔内の器官には常在微生物が生息している．歯面ではバイオフィルムの特徴をもつプラークに，舌背では舌苔中に生息する．ほかにも頰粘膜，口蓋，咽頭，口腔前庭などにも生息し，全体として生態系を形成している．常在微生物には，ウイルス，細菌，真菌，原虫などが含まれ，それぞれが協調的ないしは拮抗的な相互作用により生態系を保っている．宿主の免疫力や唾液の質・量とのバランスも生態系の維持に重要で，バランスが崩れると日和見感染の原因となる．口腔内常在微生物の生態系は個人差が大きく，う蝕や歯周病の発症のしやすさと関連する．

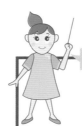

国試に出題されています！

問　唾液の機能と成分の組合せで正しいのはどれか．1つ選べ．
（第30回/2021年）

　a　緩衝作用―――分泌型IgA
　b　抗菌作用―――リゾチーム
　c　潤滑作用―――アミラーゼ
　d　消化作用―――ムチン

答　b

歯・口腔の付着物，沈着物

I 歯の付着物，沈着物

歯面に付着する物質については，個々の特性を理解するとともに，相互の関係についても理解する必要がある．ペリクルは，歯の表面の保護作用を有する一方，細菌の付着を促進する作用を有する．プラークや歯石は，う蝕や歯周病の発症と強く関係するので，疾病との関連については「予防」の項も参考にすること．

1．ペリクル（獲得被膜）

p.9を参照．

2．プラーク

歯面に形成された**細菌の塊**で，通常はペリクルの上にできる．**プラーク**は細菌の「塊」である．したがって，病原性を有する（**図1-3**）．最近，プラークを**バイオフィルム**とよぶこともある．

1）成立と特徴

口腔内細菌のうち，最初，グラム陽性球菌が歯面に付着しているが，経時的にグラム陰性球菌や短桿菌が増加し，複雑な**細菌叢（フローラ）**を呈する．唾液糖タンパクや細菌が形成した多糖類が，細菌の間を埋めるノリの役目を果たし，量的にも増加してくる．

（1）歯肉縁上プラークと歯肉縁下プラーク

・**歯肉縁上プラーク**は唾液が栄養源のグラム陽性菌が多く，歯肉縁下プラークは歯肉溝滲出液が栄養源のグラム陰性桿菌やスピロ

ヘータが多い．

・歯肉縁上プラークは，細菌が70％，マトリックスが30％を占めている．歯肉縁下プラークはマトリックス成分が比較的少ない．

（2）共凝集

細菌の共凝集もプラークの形成に関与する．菌が凝集した**トウモロコシの穂軸状構造（コーンコブ：corn-cob）**が認められる．

（3）プラークの成熟化

・早期定着菌による菌体外多糖の合成や酸素消費により嫌気性菌が増加し，**成熟プラーク**が形成されていく．

・プラークの成熟過程でみられる現象として，異種の細菌による共凝集，プラーク内の嫌気度の上昇，および菌体外マトリックスの増加がある．

2）構成

プラークは大別して次の2つに分けられる．

（1）微生物（細菌）

プラークの約70〜80％．プラーク1mg中に10^8（1億）〜10^9（10億）個の細菌が存在するといわれる．

（2）基質

唾液糖タンパク，細菌産生**菌体外多糖類**〔グルコース→デキストラン（α1-6結合）・**ムタン**（α1-3結合），フルクトース→レバン〕でプラークの20〜30％〔ムタンは，菌体外多糖の不溶性（非水溶性）に関与する〕．

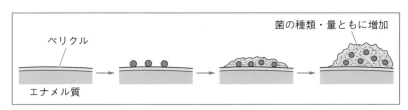

図1-3　プラークの成熟

3）意義（病原性）

（1）う蝕発生の直接的原因（う蝕病原性）

プラークで産生された酸により発生する．

・プラーク中のミュータンスレンサ球菌（群）の*Streptococcus mutans*と*Streptococcus sobrinus*が強いう蝕病原性を有する．

・*S. mutans*と*S. sobrinus*は，多量の酸を産生するだけではなく，**ショ糖**から**不溶性（非水溶性）グルカン**を産生し，より強固なプラークを効率よく産生することによって，う蝕に密接に関与する．

（2）歯周病の直接的原因（歯周病原性）

・プラーク由来の**内毒素（リポ多糖・LPS）**の刺激で生じた起炎物質などによって歯周病が発症する．

・プラーク中の偏性嫌気性菌でグラム陰性桿菌の*Porphyromonas gingivalis*は歯周病の代表的な原因細菌である．

・プラークの一部は，石灰化により歯石を形成し，歯周病の発症・進行に関与する．

4）臨床的事項

（1）臨床的に，**歯肉縁上プラーク**と**歯肉縁下プラーク**だけではなく，裂溝内プラークやデンチャープラークなどに分類できる．

（2）**ブラッシング**，**フロッシング**などで除去可能．クロルヘキシジン（化学薬剤），デキストラナーゼ（酵素）を用いた**化学的清掃**も効果がある．

3. 食物残渣

1）定義

食べたもののカスであり，食渣（デブリ，debris）ともよぶ．

2）成立

食物摂取後，食物が歯間隣接面，歯肉縁，補綴装置周辺などに残留することで形成される．

3）意義

食物残渣の存在が，審美性の障害，口臭の増強に関与すると考えられる．

4）臨床的事項

洗口や口腔の動き（舌や口唇の動き）によって除去できる．（寝たきりの）高齢者で，咀嚼や嚥下の能力低下が，食物残渣の増加の原因とな

るこ ともある．

4. マテリアアルバ（白質）

主に歯肉縁に沿ってプラークを覆う灰白色から黄色の細菌層，細菌塊である．

1）成立

口腔内が不潔な者の歯肉縁に形成される．大量のプラークが形成された外層であり，成立はプラークと同様であるが，剥離上皮（死んだ細胞）なども含まれる．

2）意義

マテリアアルバが認められる場合は，口腔清掃状態が不良であるといえる．

3）臨床的事項

マテリアアルバは，臨床的に強く洗口することによって除去できると考えられている．もちろん，ブラッシングでも除去することができる．

5. 歯石

1）定義

歯面上に形成された**石灰化物**で，主としてプラークが基盤となって石灰化したものを歯石という．**歯肉縁上歯石・歯肉縁下歯石**に分類される．

2）構成

（1）無機質

約80%；リン酸カルシウム（ヒドロキシアパタイトなど）．

（2）その他

有機質（タンパク質，炭水化物，脂質）；約15%，水分；約5%．

3）意義

（1）歯周病の原因：歯石の周囲はプラークが存在する．

（2）自浄作用と口腔清掃が制限され，口腔衛生状態が悪化（口臭の原因の可能性もある）．

（3）審美障害

4）臨床的事項

表1-8に示す．

表 1-8 歯石の特徴[1]

項目	歯肉縁上歯石	歯肉縁下歯石
存在部位	歯肉縁上（主として歯冠部）	歯肉縁下（主として歯根面）
好発部位	唾液腺開口部付近	特定部位なし
色調	白色，灰白色，青白色，淡褐色	暗褐色，緑黒色
構造	層状をなすものが多い	無構造
硬さ	比較的脆い（陶製様）	非常に硬い［燧石（火打ち石）様］
歯面との接着度	弱い（スケーラーで除去しやすい；剝離容易）	強い（除去しにくい；剝離困難）
歯周ポケットとの関係	歯肉炎圧迫時に潰瘍の原因となりうるが，ポケットを広げることはないとされている.	ポケットを広げる原因になりうると考えられている.
由来	唾液由来	歯肉溝滲出液（血清）由来

6. 色素沈着物

1) 定義

歯面上にみられる外来性色素の沈着で，原因としてプラーク，色素産生菌，喫煙によるものや重金属によるものなどが考えられる.

2) 成立

色素沈着物の成立は，下記に示すおのおのの色素沈着により異なる.

(1) 緑色性沈着物

上顎前歯部などに多くみられる. ヘモグロビン分解産物や色素産生菌などによる.

(2) 黒褐色性沈着物

歯肉縁に沿って形成されることが多いが，高度になると歯面全体に拡大する. カルシウム，リン，銀，亜鉛，銅など 10 種類を検出する.

(3) 喫煙による沈着物

タバコのタールによるものが多い. 褐色ないし黒色で舌面に多い.

(4) 重金属性沈着物

職場での粉塵沈着によることが多い. マンガン，銀，水銀で黒色，銅やニッケルは緑色になる.

3) 意義

(1) 色素沈着物がどのような意義をもつかは不明な点が多い.

(2) 黒褐色性沈着物をもっているもののう蝕罹患率は低いという報告がある.

4) 臨床的事項

(1) 一般に色素沈着物はブラッシングでは除去できない.

(2) 専門家による機械的歯面清掃（PMTC）や超音波スケーラーで除去できる.

Ⅱ 舌苔

(1) 舌表面に苔状に認める付着物である.

(2) 通常，舌背の中央から舌根部に認められ，色は帯黄白色である.

(3) 唾液の分泌量の低下などの原因によって，自浄作用が低下すると増加する.

(4) 口臭と舌苔の付着量には強い関連性がある.

(5) 細菌（微生物），唾液，食物残渣，剝離細胞，ならびに色素などからなるプラーク様構造物である.

(6) 最も多く含まれる細菌は，*Streptococcus salivarius* である.

(7) 表面は好気的環境だが，深部は嫌気的環境であるため，Bacteroides 属や Fusobacterium 属の細菌が生息する.

(8) 専用ブラシ（舌ブラシ）や舌かき（タングスクレーパー）によって除去することができる.

II編

口腔清掃

SECTION 1 口腔清掃の概要

Ⅰ プラークコントロールの意義

プラークは歯面に付着し，主に**細菌**と**細胞間基質**（間質，**マトリックス**）で構成される．その他，歯面に付着するものとしてペリクル（獲得被膜），マテリアアルバ，歯石，外来性色素沈着物があるが，これらとは構造的に明確に異なる．

プラークは，う蝕や歯周病の直接の原因である．プラークコントロールは歯面にプラークが付着するのを防ぎ，また付着したプラークを除去する行為であり，う蝕予防や歯周病予防の基本である．歯科治療の予後を良好に保つうえでも欠くことのできない行為である．

口腔の健康が，質の高い健康生活を営むうえのベースであることはいうまでもない．したがって，プラークコントロールの意義は，生涯を通じて健康な生活を送るために，歯科疾患を予防して，口腔の機能を保持増進させることである．

Ⅱ 口腔清掃の種類

口腔清掃は，**表2-1**に示す3種類の清掃法に大別される．

1. 口腔の自浄作用〈自然的清掃法〉

清掃用具や洗口剤を使わなくても，自然な形でプラークの付着が抑えられる部位（**自浄域**）がある．咀嚼中に上下の歯が接触する部位や歯の最大豊隆部付近は，プラークが付着しにくい．唾液の流れによる洗浄効果が働く部位もある．

一方，隣接面，咬合面（小窩裂溝部）および歯頸部などでは自浄作用が働きにくいので，次に示す機械的清掃，化学的清掃が重要になる．

2. 機械的清掃法

手用歯ブラシ，電動歯ブラシなどのさまざまな用具・機器を使って清掃する方法である．**セルフケア**として行うプラークコントロールとして最も広く普及された方法である．

また，歯面のほかに，舌背に付着した**舌苔**や義歯表面に付着した**デンチャープラーク**も，適切な用具を用いて機械的に清掃できる．

しかし，セルフケアのみで口腔を完全に清掃するのは，現実的には不可能に近い．そこで，専門家である歯科医師・歯科衛生士が，専用の器具や研磨剤を使って清掃する（**プロフェッショナルケア**）．**PTC**（Professional Tooth Cleaning），**PMTC**（Professional Mechanical

表2-1 口腔清掃の種類，目的および内容

種類	目的	内容
口腔の自浄作用（自然的清掃法）	口腔の正常な営みによる自然な清掃	食塊や唾液の流れなどによる清掃
機械的清掃法	プラークや食物残渣の除去	歯ブラシなどの用具を使って自分で清掃（セルフケア）
	セルフケアでは除去できない付着物	歯科医師や歯科衛生士が機械や器具を使って清掃（プロフェッショナルケア，PTC，PMTC）
化学的清掃法	プラークの化学的分解プラークの病原性の減弱	歯磨剤や洗口剤に含まれる成分（酵素，抗菌薬）の薬効

Tooth Cleaning）といわれる方法である．う蝕や歯周病のリスクが高い患者には効果的である．歯科治療終了後のメインテナンスでも効果を発揮する．

3. 化学的清掃法

　薬剤（歯磨剤・洗口剤）を用いて，プラークの形成を抑制し，プラークの病原性を弱める方法である．化学的清掃法のみで，良好なプラークコントロールを得ることは不可能であることから，機械的清掃法の補助的手段として用いる．ただし，障害や疾患で手や腕を自由に使えない人には，欠かせない手段である．

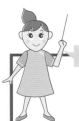

国試に出題されています！

問　口腔清掃法とその関連事項の組合せで正しいのはどれか．2つ選べ．（第26回/2017年）

a　自然的——咀　嚼
b　人工的——洗　口
c　化学的——唾　液
d　手術的——食物の性状

答　a, b

I 歯ブラシの構成と種類

歯ブラシは機械的清掃法に用いる最も一般的な用具であり，手用歯ブラシと電動歯ブラシに大別される（**表2-2**）．

1. 手用歯ブラシ

歯ブラシの基本構成は，先端から順に**刷毛部（頭部，ヘッド），頸部（ネック），把柄部（ハンドル）**に分かれる（**図2-1**）．頭部に植毛されている毛は硬さ（やわらかめ・ふつう・かため），

材質（ナイロン毛・天然毛），毛束密度（密毛・疎毛），刷毛部の形態（直線型・山切型など），毛先の形状（ラウンド・テーパード・球状）など多種多様である．

歯ブラシの品質表示は，**家庭用品質表示法**で規定されており，柄の材質，毛の材質，毛の硬さ，耐熱温度，表示した者の氏名（名称）・住所等が表示されている．

2. 電動歯ブラシ

製品として最も多いのは，ブラシのヘッドが

表2-2　口腔清掃用具の種類とその特徴

種類		内容
歯ブラシ	手用歯ブラシ	毛先でプラークを除去し，毛の脇腹で歯肉をマッサージする． 　形状（刷毛部，頸部，把持部） 　毛の硬さ（やわらかめ，ふつう，かため） 　毛の材質（ナイロン毛，天然毛） 　毛束密度（密毛，疎毛） 　刷毛部の形態（直線型，山切型など） 　毛先の形状（ラウンド，テーパード，球状） など多種多様である．
	電動歯ブラシ	手用歯ブラシに比べ，清掃効果は個人差が小さい． 歯間部のプラーク除去効果は不十分である． 頭部が往復，回転したり，音波や超音波を発生して清掃する．
歯間部清掃用具	デンタルフロス	歯間乳頭の発達した小児，若年層には適した清掃用具である．
	歯間ブラシ	歯間空隙が大きくなる中高年以降の年代向け. 歯間部のプラークを除去し，歯肉をマッサージする．
その他		洗口法，小楊枝（トゥースピック），歯間刺激子，口腔洗浄器，舌ブラシなどがある．

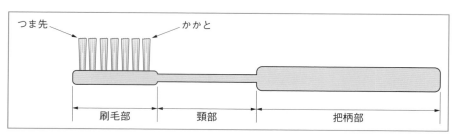

図2-1　歯ブラシの各部の名称

II編
口腔清掃

往復運動や回転運動，あるいはその複合した動きをしてプラークを除去するタイプである．

音波ブラシは刷毛部が高速で振動する．ブラシの毛先が直接届かない場所にも音波振動が波及し，歯とプラークの結合を弱める．超音波ブラシは，音波よりも高い周波数で，人間の耳に聞こえない超音波がブラシの先端から発生し，歯とプラークの結合を弱めると同時に，グルカンの分解を促す．これらの歯ブラシは，高齢や障害・神経性疾患などの理由で手先の細かい動作ができない場合には，有効な手段といえる．

Ⅱ 歯間部清掃用具

歯間部は，プラークが停滞しやすく歯ブラシの毛が到達しにくい．そのため，歯間部専用の清掃用具がある．特に歯周病予防には，歯間部清掃用具の使用が効果的である．

1. デンタルフロス
「糸ようじ」とも呼ばれる．歯間乳頭の発達した小児，若年層には適した清掃用具である．ワックス付き，ワックスなしのものがある．

2. 歯間ブラシ
歯間空隙が大きくなる中高年以降の年代向けである．歯間部清掃に加えて歯肉マッサージの効果がある．歯間部のみでなく，最後臼歯遠心面，ポンティック基底部，孤立歯の隣接面，根分岐部など用途範囲は広い．

Ⅲ その他の清掃用具

1. 洗口法
洗口時の水の流れる勢いで，歯面の食物残渣を取り除く．プラークは除去できない．

2. 小楊枝（トゥースピック）
木製やプラスチック製がある．つまようじを使う要領で，歯肉を傷つけないよう注意しながら，歯間部を清掃する．プラークの除去効果は低い．

3. 歯間刺激子
木製，プラスチック製のウェッジ，ゴム製の円錐型チップ（ラバーチップ）などがある．プラークコントロールよりも，むしろ歯肉マッサージを期待して使うことが多い．

4. 口腔洗浄器
勢いよく噴射された水流で口腔を清掃する．プラークの除去よりも，食物残渣の除去に適している．

5. 舌ブラシ，スポンジブラシ，義歯用ブラシ
舌ブラシは舌背部の舌苔や食物残渣を取り除くための清掃用具で，口臭や誤嚥性肺炎の予防に有効である．スポンジブラシは舌表面に加えて頬粘膜，口蓋粘膜，咽頭粘膜の清掃に用いる．義歯床の粘膜面やクラスプ・バーのような金属部分にもプラーク（デンチャープラーク）が付着しやすく，義歯用ブラシで清掃する．

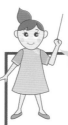

国試に出題されています！

問　12歳の男児．定期健康診査で来院した．来院時の口腔内写真を示す．

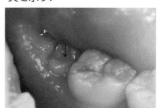

矢印が示す部位の清掃に適するのはどれか．1つ選べ．（第29回/2020年）

a　歯間ブラシ
b　タフトブラシ
c　ラバーチップ
d　デンタルフロス

答　b

Ⅰ　分類と剤形

　歯磨剤は法律によって**化粧品**と**医薬部外品**に分類される．規定している法律は，「**医薬品，医療機器等の品質，有効性及び安全性の確保等に関する法律**」（以後，**医薬品医療機器等法**）である（**表2-3**）．

　歯磨剤の成分は，**基本成分**と**薬効成分**からなる．化粧品の歯磨剤には基本成分のみが含まれ，医薬部外品の歯磨剤は，基本成分と薬効成分の両者を含む．

　歯磨剤の形状には，粉状，練り状（ペースト状），ジェル状，泡状（フォーム），液体（マウスウォッシュ，水歯磨き）がある．泡状やジェル状，液体の歯磨剤は粉状や練り状のものに比べ短時間で口全体に均一に成分をいきわたらせ

ることができる．液体歯磨剤には，それを口に含んだままブラッシングするものや，歯磨剤を吐き出したあとにブラッシングするものがある．

　ブラッシングが終わったあとは口に溜まった物を吐き出し，少量の水（10〜15 mL位）で1〜2回すすぎ，その後1〜2時間は飲食を控える．

Ⅱ　基本成分と配合目的

　基本成分のみでも，プラークの除去，う蝕の予防，歯石沈着の防止をある程度期待できる（**表2-4**）．詳しく見ると，**清掃剤（研磨剤），湿潤剤，発泡剤，粘結剤，香味剤，保存料**にわかれ，それぞれに様々な材料が使われている．

　なお，これらの成分は，性状（粉状，練り状，ジェル状など）に応じて配合濃度が異なる．例

表2-3　医薬品医療機器等法による歯磨剤の分類

種類	目的	内容
化粧品歯磨剤	基本的な清掃効果のみ	基本成分のみ
医薬部外品歯磨剤	基本的な清掃効果＋疾患の予防	基本成分＋薬効成分

表2-4　基本成分の組成，配合目的，材料

組成	配合目的	材料
清掃剤（研磨剤）	プラークや外来性色素を除去する	リン水素酸カルシウム，炭酸カルシウム，ピロリン酸カルシウムなど
湿潤剤	適度な保湿により，形状を安定させる	グリセリン，ソルビトール，プロピレングリコールなど
発泡剤	口腔内で歯磨剤を拡散させ，洗浄する	ラウリル硫酸ナトリウム，ラウロイルサルコシンナトリウムなど
粘結剤	固体成分と液体成分を結合させ，適度な粘性を保つ	カルボキシメチルセルロースナトリウム，アルギン酸ナトリウムなど
香味剤	歯磨剤の使用感をよくする	ハッカ油，メントール，キシリトール，サッカリンナトリウムなど
保存料	歯磨剤の変質を予防する	安息香酸ナトリウム，パラベン，パラオキシ安息香酸メチルなど

えば，液体歯磨剤には清掃剤は含まれていない
ので，外来性色素沈着物を除去できない．

Ⅲ　薬効〈薬用，有効，特殊〉成分と配合目的

　薬効成分は，医薬部外品の歯磨剤に配合され
ている（p.20，**表2-5**参照）．薬効成分は，う蝕
や歯周病の予防，知覚過敏の軽減，歯石の沈着
予防を期待して配合されている．化粧品の歯磨
剤と比べて，効能や効果が期待できる．市販さ
れている歯磨剤の大半は，医薬部外品である．

Ⅱ編　口腔清掃

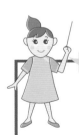

国試に出題されています！

問　ある歯磨剤に表示されている成分表の一部を示す．

研磨剤	無水ケイ酸
湿潤剤	プロピレングリコール
発泡剤	ラウリル硫酸ナトリウム
粘結剤	アルギン酸ナトリウム
薬用成分	モノフルオロリン酸ナトリウム デキストラナーゼ

この歯磨剤が表示できる効能はどれか．2つ選べ．（第28回/2019年）

a　歯がしみるのを防ぐ
b　歯肉からの出血を防ぐ
c　歯垢の沈着の予防および除去
d　むし歯の発生および進行の予防

答　c, d

洗口剤

Ⅰ 組成と配合目的

口腔清掃を目的とした洗口剤も医薬品医療機器等法で**化粧品**，**医薬部外品**に分類される．

洗口剤は研磨剤，粘結剤を含まず，液状であるなど，液体歯磨剤と性状が似ているが，使用法は異なる．液体歯磨剤はそれを口に含んだまま，あるいは吐出後にブラッシングを行うが（p.18参照），洗口剤は歯ブラシを使わずに含嗽するだけで，吐き出した後は水で洗口しない．そのため，洗口剤はブラッシングできないとき（外出先や時間的余裕がない場合）の代用，手の動作が困難である，つわりなどで歯磨きができない，一時的でも爽快感がほしい場合にも使われる．洗口剤の組成は歯磨剤のそれと大きく変わらない．成分を溶かしやすくするためにアルコールを用いたものがあるが，刺激が強いこと，口腔乾燥が起こりやすいことから，ノンアルコールタイプも市販されている．

Ⅱ 薬効〈薬用，有効，特殊〉成分と配合目的

洗口剤の薬効成分は，歯磨剤の場合と変わらない（**表2-5**）．

基本成分は，口の中を浄化する，口臭を防ぐ，洗口後の爽快感を求める，などを目的として配合されている．また，薬効成分は，う蝕の予防，歯周炎の予防，口臭の予防などを目的に配合されている．

歯磨剤はう蝕や歯周病の予防を目的に使われるイメージが強いが，洗口剤は口臭予防などエチケット用に使われる．また，薬効成分のなかでも特に殺菌効果や消炎効果を求めたものが多い．清掃用具を使いこなせない高齢者や障害者の口腔衛生には効果的である．

なお，う蝕予防を目的としたフッ化物を含む洗口剤は，医薬品医療機器等法の分類では，**医薬品**に含まれる．**医療用医薬品**または**一般用医薬品**として販売されている．

表2-5 歯磨剤，洗口剤の薬効成分

効能	成分	材料
う蝕予防	フッ化物*	フッ化ナトリウム，モノフルオロリン酸ナトリウム
	殺菌剤	クロルヘキシジン塩類，ベンゼトニウム塩化物，トリクロサン，塩化セチルピリジニウムなど
	プラーク分解酵素	デキストラナーゼ
歯周病予防	消炎剤（炎症を抑える）	アズレンスルホン酸ナトリウム，グルチルリチン酸など
	収斂剤（歯肉を引き締める）	ヒノキチオール，アラントインなど
	血行促進剤	塩化ナトリウム，酢酸トコフェロールなど
	組織修復促進剤	ジヒドロコレステロール，塩化リゾチームなど
	抗プラスミン薬（止血作用）	トラネキサム酸など
	殺菌剤	クロルヘキシジン塩類，ベンゼトニウム塩化物，トリクロサン，塩化セチルピリジニウムなど
象牙質知覚過敏対策	乳酸アルミニウム，硝酸カリウム	
歯石沈着予防	ピロリン酸ナトリウム，ポリリン酸ナトリウムなど	

*「フッ化物を含む洗口剤」は医薬品である．

SECTION 5　ブラッシング

Ⅰ　ブラッシング法と特徴

　ブラッシング法は，主に毛先を使う方法と主に毛の脇腹を使う方法に大別される（**表2-6**）．

　1つのブラッシング法のみで口腔内全体を清掃することは現実的ではない．通常はいくつかの方法を組み合わせて清掃する．ほかの補助清掃用具との併用や，専門家による清掃との組合せによって，理想に近いプラークコントロールが達成できる．

Ⅱ　ブラッシングの為害作用

　過度のブラッシング圧や，乱暴に歯ブラシを動かすことで歯や歯肉に障害をもたらす．

　歯頸部には楔状あるいは皿状に広がった歯質欠損が生じる．歯肉には，歯肉退縮のほかに，**クレフト**や**フェストゥーン**ができることがある（**図2-2**）．

Ⅲ　歯垢染色剤

　歯面に付着したプラークを明示化することで，患者の口腔清掃の習熟度を把握できる．また，対象者自身の口腔衛生に対する関心を高める手段ともなる．

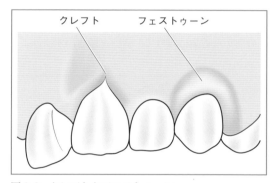

図2-2　クレフトとフェストゥーン

表2-6　ブラッシング法

ブラッシング法		歯ブラシの当て方，動かし方
主に毛先を使う	スクラビング法（スクラッビング法）	刷毛部を歯面に直角に当てる．小さなストロークで水平に運動させる．
	フォーンズ法	刷毛部を歯面に直角に当てる．頬側は円を描くように，舌側は前後に運動させる．
	バス法	刷毛部を歯軸に45°の角度で当てる（毛先を歯肉溝に1mm程度入れるようなつもりで）．前後に微振動させる．
	1歯ずつの縦磨き法	歯ブラシを縦にして，歯軸に平行に当て，上下に運動させる．
主に毛の脇腹を使う	スティルマン法（改良法）	刷毛部を根尖に向け歯肉を圧迫振動させる．圧迫振動後切端側に回転させる．
	チャーターズ法	刷毛部を切端側に45°の角度で当てる．毛先が歯間部に入る場所で歯肉を圧迫振動させる．
	ローリング法	刷毛部を根尖に向け，その後切端側に回転させる．
その他	つまようじ法	刷毛部を切端方向に向け，そのまま毛先を歯間部に挿入する．毛が歯間部を通過したら，もとの位置まで戻す．このストロークを1部位につき数回繰り返す．

歯垢染色剤の色素は，赤く染めるものとして**エリスロシン（赤色3号）**，**中性紅（ニュートラルレッド）**，**フロキシン**がある．また，**ブリリアントブルー（青色1号）**は青く染める色素である．

Ⅳ　舌・口腔粘膜の清掃方法

近年，要介護高齢者の**誤嚥性肺炎**を予防するうえで，舌や口腔粘膜を清掃することの重要性が指摘されている．また，口臭の予防という目的からも舌清掃の有効性が明らかになってきた．口の衛生といえば，まず歯の清掃が一番にあげられるが，口腔の不潔部位はその他の部位，すなわち舌表面，口腔粘膜（頬粘膜，口蓋粘膜，咽頭粘膜など）がある．

舌の清掃は，軟毛の歯ブラシを使って，舌背の奥から舌尖に向けて，舌苔を掻き出すように清掃する（**図2-3**）．また，舌清掃専用の舌ブラシも多数市販されている（**図2-4**）．

口腔粘膜の清掃には，綿球，ガーゼ，スポンジなどを使用する．簡単に除去できない，こびりついた汚れの場合は，スポンジを水で湿らせて使用する．

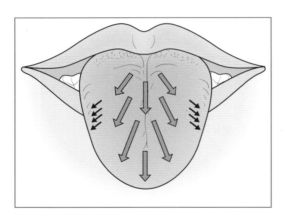

図2-3　舌清掃の操作方向

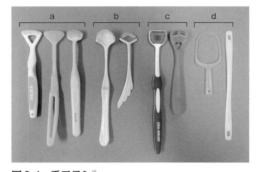

図2-4　舌ブラシ[2]
a：ブラシタイプ．b：モールタイプ．c：シリコーン樹脂．d：プラスチック製のヘラタイプ

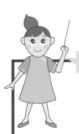

国試に出題されています！

問　歯垢染色剤に使用されるのはどれか．2つ選べ．（第29回/2020年）

a　フロキシン
b　メチルレッド
c　ブリリアントブルー
d　クリスタルバイオレット

答　a, c

III編

う蝕の予防

Ⅰ う蝕の有病状況

う蝕の有病状況は，歯科疾患実態調査，母子保健統計（乳幼児歯科健康診査），学校保健統計（学校歯科健康診断）などから把握できる．

1. 歯科疾患実態調査の結果から
1）乳歯

平成28年歯科疾患実態調査では，4歳以上8歳未満でう歯をもつ者の割合は40%前後で，dft指数は年齢ごとに増加し，6歳で2.4本であった．過去の調査と比較すると，14歳以下のう歯をもつ者の割合，dft指数はおおむね減少傾向である．

2）永久歯

平成28年歯科疾患実態調査では，5〜9歳のう歯をもつ者の割合は10%を下まわった．25〜84歳では80%以上と高く，特に35〜54歳ではほぼ100%だった．過去の調査と比較すると，5〜34歳では減少しているが，65歳以上では増加傾向であった．またDMFT指数は，すべての年齢区分で減少傾向にあった．F歯は若年者では充塡が多く，65歳以上ではクラウンが過半数を占めた．50歳以上になるとブリッジの支台歯が多かった．

2. 乳幼児歯科健康診査の結果から

令和2年度の地域保健・健康増進事業報告では，1歳6カ月児のう歯のない者の割合は98.9%，dft指数は0.03本，3歳児のう歯のない者の割合は88.2%，dft指数は0.39本であった．乳幼児歯科健康診査におけるう歯の結果はいずれも経年的に減少傾向である．

3. 学校歯科健康診断の結果から

令和2年度の学校保健統計では，12歳児（中

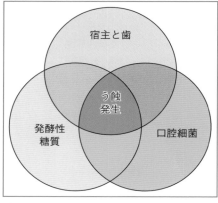

図3-1 Keyesの3つの輪

学1年生）のDMFT指数は0.67本で1本を下回った．う歯をもつ者の割合は，6歳児（小学校1年生）が36.5%，12歳児（中学1年生）が29.4%，15歳（高校1年生）が37.3%で，いずれも経年的に減少傾向である．

Ⅱ う蝕の発生要因と機序

1. う蝕の発生要因
1）Keyesの3つの輪

疫学の3要因（個体要因，作用要因，環境要因）と同様に，う蝕の発生要因も3つに分類できる．Keyesは個体（宿主と歯）の要因，口腔細菌の要因，および発酵性糖質（食餌）の要因をう蝕の3要因として提唱し，一般的にはKeyesの3つの輪として知られる（**図3-1**）．Newbrunは3つの要因それぞれにおいて時間の要因（長短，時期，頻度など）がう蝕発生に関与するとした．

（1）宿主と歯
①宿主要因

唾液の流出量（安静時，刺激時）が少ない，

唾液の緩衝能が低い，唾液による糖質や酸のクリアランス能が低いとう蝕リスクが高まる．また，免疫機能（sIgA，唾液中の抗菌ペプチドなど）の活性や産生量が低いとう蝕リスクが高まる．

②歯の要因

好発部位は，臼歯の小窩裂溝，上顎前歯の舌側小窩，隣接面接触点下の歯面，歯頸部頬舌面の歯肉側 1/3．若年層では女性に多く，歯冠部う蝕が多い．50 歳代以降は男性に多く，根面う蝕が多い．エナメル質表層の結晶性が低いと耐酸性が低下するため，う蝕のリスクは高まる．

(2) 口腔細菌

ヒトの主なう蝕原因菌は **mutans streptococci**（*Streptococcus mutans*, *Streptococcus sobrinus*）で，乳酸菌など環境を酸性化する微生物とともに歯の脱灰に関与する．プラーク内の微生物の酸産生能，耐酸性，不溶性菌体外多糖の産生量が高いとう蝕リスクが高まる．Mutans streptococci はこれらう蝕病原性に関与する特徴をすべてもつ．

(3) 発酵性糖質

糖類のうち微生物による有機酸産生の基質となる糖類を発酵性糖質（グルコース，フルクトース，ショ糖，マルトース，デンプンなど）

という．プラーク内に糖類をエネルギー源として利用し最終産物として乳酸などの有機酸を排出する微生物が存在する条件下で発酵性糖質を摂取すると，プラーク内の pH は急激に低下する．プラーク内の pH は唾液の緩衝能により中性域まで回復するが，30 分程度必要である（**図 3-2**）．摂取量，摂取時間および摂取頻度が多いと pH が低下した状態が持続するため，エナメル質の脱灰リスクが高まる．

2) 多要因疾患としてのう蝕（Fejerskov のう蝕発生要因）

Fejerskov らは，口腔微生物由来の酸による

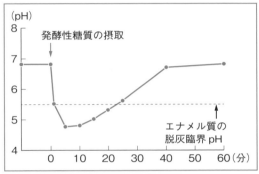

図 3-2　発酵性糖質の摂取とプラーク内の pH の変動（Stephan カーブ）

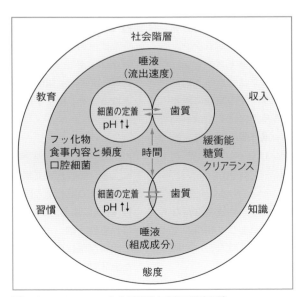

図 3-3　Fejerskov のう蝕発生要因の概念図[3]

pH の低下と歯の脱灰・再石灰化の関係を中心に，口腔局所の直接的な要因（唾液の質・量，フッ化物，食事内容）とともに，**社会環境要因**（社会階層，教育，収入）と**保健行動要因**（知識，態度，習慣）が間接的に影響することを概念図として示した（**図 3-3**）．

2. う蝕の発生機序
1) 脱灰と再石灰化の平衡状態の破綻
歯面と唾液は常に**共通イオン**（Ca^{2+} と PO_4^{3-}）を交換している．歯面から Ca^{2+} と PO_4^{3-} が溶出することを脱灰，唾液から歯面に Ca^{2+} と PO_4^{3-} が沈着することを再石灰化という．プラーク内で産生された酸により歯面が脱灰する速度が再石灰化する速度より速くなると，歯面は白濁し，粗糙化（そぞう）し，ついには実質欠損（う窩）が生じる．つまり，脱灰と再石灰化の平衡状態の破綻がう蝕の発生機序である．

2) う蝕原性プラーク（う蝕を発生させる力が強いプラーク）の特徴
(1) 不溶性の菌体外多糖の産生
微生物が糖類を基質に菌体外多糖をつくると，酸の拡散を妨げるバリアとして働くため，プラーク内に酸が停滞して pH が低下しやすくなる．菌体外多糖が不溶性であるほど酸は停滞しやすい．Mutans streptococci はショ糖を基質に，**グルコシルトランスフェラーゼ**により，菌体外に**グルカン**（グルコース重合体）を合成する．グルカンには不溶性グルカン（ムタン，$\alpha1\rightarrow3$ 結合）と水溶性グルカン（デキストラン，$\alpha1\rightarrow6$ 結合）がある．グルカンはプラーク内の酸を停滞させるとともにプラークの歯面に対する固着に関与する．菌体外多糖にはそのほかにフルクタン（フルクトース重合体）がある．微生物が合成するフルクタンはレバン型（$\beta2\rightarrow6$ 結合）である．

(2) 酸産生能
酸は歯を脱灰する原因となる．乳酸産生菌などは発酵性糖質をエネルギー源として利用した後，最終代謝物として有機酸（乳酸など）や無機酸を産生し菌体外に排出する．

(3) 耐酸性能
う蝕原性プラーク内の微生物の多くは，エナメル質の脱灰臨界 pH である pH5.5 以下の環境でも生育できる能力（耐酸性能）を有する．

Ⅲ 初期う蝕と再石灰化

1. 初期う蝕
脱灰と再石灰化の平衡関係が破綻して脱灰に傾いた状態でも，エナメル質表面の連続性は保たれたままで，実質欠損（う窩）が生じる前の段階を初期う蝕ととらえることができる．初期う蝕では，エナメル質表層よりも表層下のほうが Ca^{2+}，PO_4^{3-} 濃度は低くなる（**表層下脱灰層**）．初期う蝕では実質欠損がないため，微生物はエナメル質内部に侵入していない．実質欠損が生じると元に戻らない（不可逆的病変）が，初期う蝕の段階であれば，再石灰化を促進させることで元に戻すことができる（可逆的病変）．

2. 再石灰化
歯面を再石灰化するためには酸性環境の改善と歯面表層の Ca^{2+}，PO_4^{3-} 濃度の上昇が条件である．

1) 酸性環境の改善
プラーク直下の酸を取り除き，ヒドロキシアパタイトの化学反応を止めることで，唾液と歯面との間における共通イオンの化学平衡により再石灰化が起こる．

2) 歯面表層のカルシウム，リン酸濃度の上昇
高濃度のフッ化物を応用すると，フッ素が唾液中の Ca^{2+} と結合してできるフッ化カルシウム（CaF_2）は，歯面表層に対して Ca^{2+} の供給源となるため，化学平衡により Ca^{2+} が歯面に沈着する．

Ⅳ う蝕の進行と症状

1. う蝕の進行と分類
1) 経過による分類
(1) 急性う蝕
歯質深部に向かって急速に進行する．罹患した象牙質は軟化度が高くチーズ様色を呈し，量も多い．

表 3-1 宿主要因に対する試験方法

試験方法	検体	評価内容	備考
唾液流量テスト	唾液	唾液の量	安静時唾液：サクソンテスト，ガム法 刺激唾液：吐唾法，ワッテ法
グルコースクリアランステスト	唾液	唾液の自浄能	10％グルコース溶液で 1 分間含嗽したあと，唾液の グルコース濃度を経時的に評価
Dreizen テスト	唾液	唾液の緩衝能	乳酸による滴定検査
エナメルバイオプシー	歯	歯の耐酸性	本人のエナメル質を酸で溶解する
Fosdick テスト	唾液	歯の耐酸性	酸により唾液中に溶出する歯のミネラル量を評価

表 3-2 微生物要因に対する試験方法

試験方法	検体	評価内容	備考
Hadley テスト	唾液	乳酸菌の数	寒天培地上のコロニー数
Snyder テスト	唾液	酸産生能	pH 指示薬による比色検査
Wach テスト	唾液	酸産生能	NaOH による滴定検査

（2）慢性う蝕

エナメル-象牙境もしくは象牙質表層に向かって広がる．罹患した象牙質は軟化度が低く黒色または褐色を呈し，量は少ない．

2）進行度による分類

（1）エナメル質初期う蝕（Ce）

エナメル質に限局した，う窩を形成しない脱灰病変(エナメル質形成不全は除く)．視診でエナメル質表面に粗糙な白斑が認められる．患者に疼痛などの自覚症状はない．

（2）う蝕症第 1 度（C_1）

う蝕がエナメル質内にとどまるもの．実質欠損（う窩）が生じるが，自覚症状はあまりない．

（3）う蝕症第 2 度（C_2）

う蝕が象牙質に及ぶもの．冷水痛が生じ，進行すると温熱痛が生じる．

（4）う蝕症第 3 度（C_3）

う窩が歯髄と交通したもの．歯髄が感染し歯髄炎を起こすと自発痛が生じる．

（5）う蝕症第 4 度（C_4）

歯冠が崩壊し，残根状態になったもの．

3）部位による分類

（1）歯冠部う蝕

歯冠部エナメル質を初発とする．小児，若年者に多く，女性に多い．

（2）根面う蝕

歯肉退縮を契機に歯根部象牙質を初発とする．50 歳代以降に多く，男性に多い．

Ⅴ う蝕のリスク評価

1．う蝕の活動性

う蝕は，細菌由来の酸により歯質表層の脱灰・再石灰化の平衡状態が脱灰に傾いた状態であることから，う蝕の活動性とは，歯質の脱灰の起しやすさをいう．う蝕は多要因疾患であることから，う蝕の活動性を評価する際は，直接要因と間接要因を考慮する．

う蝕活動性を評価することで，う蝕が新たにできるリスクと，既にあるう蝕が進行するリスクを見積もることができ，う蝕予防方法の検討やリコール間隔を決める際に重要な根拠となる．

2．う蝕活動性試験

1）直接要因

歯面表層の脱灰・再石灰化の平衡関係に直接関与する要因は，Keyes の 3 つの輪の構成要因（宿主と歯，口腔細菌，発酵性糖質）である（p.24，図 3-1 参照）．これら 3 つの要因のうち，宿主と歯の酸に対する感受性と，プラークの酸産生能は個人差があるため，さまざまな試験方法が開

発されている（う蝕活動性試験，**表3-1**，**表3-2**）．

(1) 宿主・歯の要因（表3-1）

①唾液の質

口腔内の糖質や酸を洗い流す力（クリアランス），酸を中和する力（唾液緩衝能），フッ化物濃度（全身的・局所的フッ化物応用状況），抗菌力（sIgA，抗菌ペプチド）．

②唾液の量

安静時唾液量は 0.2 mL/分以上，刺激唾液量は 1.0 mL/分以上が好ましい．

③歯の耐酸性

ヒドロキシアパタイトの結晶性，フルオロアパタイトの割合，唾液中に溶出する共通イオン量．

④う蝕経験状況

DMFT，学校歯科健診の CO・C・○の数，乳幼児歯科健診のう蝕罹患型．

(2) プラークの酸産生能（表3-2）

①酸産生菌の数

乳酸菌数，mutans streptococci の数．

②う蝕原性細菌の数

S. mutans の数，*S. mutans* と *S. sobrinus* の比率，乳酸菌数．

③酸産生能

プラーク内で産生された酸の量．

④耐酸性能

プラーク内の低 pH 環境でも生育し酸を産生し続ける微生物の存在比率．

⑤菌叢構成

プラーク内の微生物の存在比率．

⑥菌体外多糖の合成能

グルカン，フルクタンの量と質．

(3) 発酵性糖質の要因

①発酵性糖質の摂取量（特にショ糖の摂取量），1 回あたりの摂取時間，摂取頻度．

②間食の質・量および摂取頻度．

2) 間接的要因

う蝕罹患状況，唾液やプラークの性状を評価するとともに，社会環境や保健行動などを包括的に評価する必要がある．

(1) 社会環境要因

所属する社会階層，教育水準，収入．

(2) 保健行動要因

保健に関する知識（フッ化物に関する知識など），態度（意見，信念，価値観を含む），習慣（知識と態度が前段条件となる．歯磨き習慣や定期歯科健診など）．

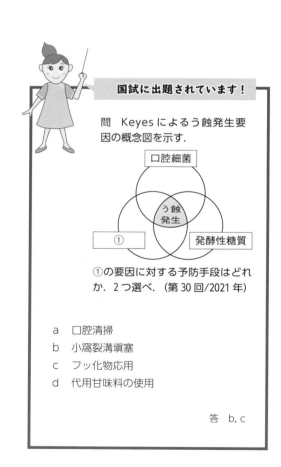

国試に出題されています！

問　Keyes によるう蝕発生要因の概念図を示す．

①の要因に対する予防手段はどれか．2 つ選べ．（第30回/2021年）

a　口腔清掃
b　小窩裂溝塡塞
c　フッ化物応用
d　代用甘味料の使用

答　b, c

SECTION 2 う蝕の予防方法

Ⅰ 第一次予防

疾病の自然史に基づいた第一次予防の概念は，疾病発生前の予防であり，健康増進と特異的予防に分類される．

1. プラークコントロール

う蝕発生の要因の1つであるプラーク中の細菌のコントロールである．プラークコントロールには，口腔清掃としての**機械的・物理的清掃**による方法，殺菌剤や酵素によってコントロールをはかる方法などがある．

2. 甘味飲食物に対する予防対策

甘味飲食物に対する予防対策には，規則正しい摂食（摂食方法）と，甘味物質に対する対策が考えられる．

1) 摂取方法

糖質を摂取すると，プラークによってはおおむね3分程度でエナメル質の臨界 pH である約5.5に達し，この pH まで自然の状態で復帰するには20分程度を要するといわれている（**Stephan カーブ**）．したがって，う蝕予防のためには糖質摂取の回数が多くならないように配慮すべきがある．

2) 甘味物

糖質は，どのような種類でも多かれ少なかれプラーク細菌によって代謝され，多糖の産生や酸の産生を認める．このため細菌によって利用されない代用甘味料の使用が推奨されている．代表的な代用甘味料は次のような物質である．

(1) 甘味物質

カップリングシュガー，トレハロース，パラチノースなど

(2) 糖アルコール系

キシリトール，ソルビトールなど

表 3-3　特定保健用食品の再石灰化関与成分

再石灰化関与成分	食品形態
CPP–ACP（乳タンパク分解物–非結晶性リン酸カルシウム）	ガム
CaHPO₄–2H₂O（第二リン酸カルシウム） Funoran（フノリ抽出物）	ガム
POs–Ca（リン酸化オリゴ糖カルシウム）	ガム
お茶の葉（緑茶フッ化物）	ガム

(3) 配糖体系

ステビオサイド

(4) アミノ酸系

アスパルテーム

3) 再石灰化を促進する食品

う蝕予防に関係した**特定保健用食品**には「むし歯になりにくい食品」と「歯を丈夫で健康にする食品」がある．多くの甘味物質の開発，いわゆる糖アルコールは，前者の代表である．これに加えて，エナメル質の再石灰化効果あるいは耐酸性を表示することのできる食品は後者の代表である（**表 3-3**）．

3. 生活習慣の改善

口腔清掃習慣や糖摂取習慣などが重要である．

4. フッ化物の応用

う蝕予防にフッ化物を応用する際には，**全身的応用法**と**局所的応用法**がある．また，応用場面によって，**プロフェッショナルケア**（専門的処置），**ホームケア**（家庭的療法），**パブリックヘルスケア**（公衆衛生）による応用法に分類される．臨床的応用法から公衆衛生的応用法になるにしたがって，安全性を考慮して，応用されるフッ化物イオン濃度は高濃度から低濃度に移

表3-4　応用場面ごとのフッ化物の種類と濃度

応用場面	フッ化物応用方法の名称		フッ化物の種類	フッ化物イオン濃度（ppm）	備考
パブリックヘルスケア	水道水へのフッ化物添加（水道水フロリデーション）		NaF，Na$_2$SiF$_6$，H$_2$SiF$_6$	0.7〜1.2	日本の飲料水（水道法）は0.8 ppm以下
	フッ化物洗口（週1回法）		NaF	約900	
ホームケア	スプレー		NaF	100	う蝕予防のEBMなし
	フッ化物配合歯磨剤		Na$_2$PO$_3$F NaF	1,000	
			NaF	1,500	2017年に承認「6歳未満の使用を控える」の表示
	フッ化物洗口（毎日法）		NaF	225〜450	
プロフェッショナルケア	歯面塗布法	APFゲル	NaF	9,000	
		2%NaF溶液	NaF	9,000	

行する（**表3-4**）．

1）水道水へのフッ化物添加

0.7〜1.2 ppm程度にフッ化物イオン濃度を調整している．歯の形成期から萌出後まで全過程において作用する．給水地域に均一に，しかも安価にう蝕予防をはかることができる点で最も公衆衛生的な応用でもある．日本の水道法ではフッ素含有量は0.8 mg/L以下と定められている．主としてNaFやNa$_2$-SiF$_6$が用いられる．う蝕抑制率は40〜60%程度である．

2）食塩へのフッ化物添加

90〜250 mgF/kg程度にフッ化物（主にNaF）を添加する．う蝕抑制率は20〜60%程度である．上水道へのフッ化物添加の代替法として実施されている．

3）フッ化物補充剤

フッ化物錠剤あるいは液剤として，乳幼児・小児を対象に歯科医・小児科医が処方して投与される．用いられるのは主にNaFである．う蝕抑制率は30%程度である．上水道へのフッ化物添加の代替法として実施されている．対象児の年齢や地域の水道水中のフッ化物イオン濃度を考慮して投与量は決められているが，おおよそ0.25〜1.0 mgF/日である．

4）局所的応用法

局所応用法には，①フッ化物歯面塗布，②フッ化物洗口，ならびに③フッ化物配合歯磨剤

の応用が存在する（詳細はp.35-36を参照）．

5．小窩裂溝塡塞（フィッシャーシーラント）

う蝕発生の好発部位である小窩裂溝を，歯質の削除をせず塡塞する方法である．材料としては主としてBis-GMA系レジンであり，エナメル質を30〜50%リン酸で酸処理（エッチング）して接着性をもたせている．グラスアイオノマーセメントを利用したセメント系の塡塞材（シーラント）もある．

6．歯・口腔の健康診査，リコール

1）歯・口腔の健康診査

法律に基づく健康診査を**表3-5**に示す．いくつかの健診で，歯科医師による歯・口腔の審査が行われている．

2）リコール

歯や口腔内のメインテナンスをするため，定期的に患者に通院してもらうことをリコールと呼ぶ．歯科治療を受けた後，3〜6カ月ごとに口腔内チェック，歯石やプラークの除去，歯周病検査，歯科衛生士指導などを行う．

Ⅱ　第二次予防

う蝕の第二次予防は，早期発見・即時処置と機能喪失阻止のための臨床での治療の段階と考

表 3-5　法律に基づく健康診査

健診等の名称	法律	年齢・対象者	歯科医師による診査	実施主体
妊産婦健康診断	母子保健法	妊産婦	○	市町村
1歳6か月児健康診査		1歳6カ月	○	
3歳児健康診査		3歳	○	
就学時健康診断	学校保健安全法	就学前の幼児	○	教育委員会
定期健康診断		児童生徒等，および職員（注；職員と大学生は歯科健診の対象外）	○	学校
臨時健康診断			○	
雇入れ時の健康診断	労働安全衛生法	就業者	×	事業主
定期健康診断			×	
特定業務従事者の健康診断			×	
特殊健康診断		就業者（酸，黄リン等歯や歯周組織に有害な物質を扱う職場）	○	
歯周疾患検診	健康増進法	40〜74歳	○	市町村
がん検診			×	
骨粗鬆症検診			×	
肝炎ウイルス検診			×	
特定健康診査・特定保健指導	高齢者医療確保法	40〜74歳	×	医療保険者
健康診査		75歳以上	×	広域連合

えてよい.

1. う蝕の検診，リコール

一般にエックス線検査を併用するような，早期にう蝕を検出しようとする目的での検診は，第二次予防の範疇と考えられる.

2. 初期のう蝕進行の防止

乳歯において，う蝕の進行停止の目的で，**フッ化ジアンミン銀**の塗布を行う場合がある. 永久歯では着色（黒褐色）があるので使用されることは少ない. 小窩裂溝ではシーラントによって進行停止が期待できることもある.

3. う蝕の治療

う蝕の治療は第二次予防の機能喪失阻止そのもので，う蝕の進行に伴い，充填等の保存修復処置，根管治療，根管充填，ならびに抜歯までの処置が含まれる. 抜歯は感染を歯根から骨に拡大することを防止すると考え，第二次予防に含まれる.

Ⅲ　第三次予防

う蝕による歯質の崩壊，または進行したう蝕によって抜歯が行われたあと，咬合の機能喪失を防止するためには，保存，補綴，矯正などの多くの歯科治療が必要となる. さらに，多数歯欠損補綴としての義歯やインプラントなどが対応策となる.

Ⅳ　健康増進と3つの対応方法（表3-6）

詳細は p.29 を参照.

1. プロフェッショナルケア（professional care；専門的処置）

専門家によって実施される医療または歯科医療を意味し，高い効果を期待できる.

2. ホームケア（home care；家庭療法）

日常生活のなかで各自が行う療法. **セルフケア**ということもある.

表3-6　3つのヘルスケアにおけるフッ化物応用

プロフェッショナルケア	歯科医院でのフッ化物歯面塗布
ホームケア	フッ化物配合歯磨剤と家庭でのフッ化物洗口
パブリックヘルスケア（コミュニティケア）	水道水フロリデーション〔水道水フッ化物添加，水道水フッ化物濃度調整（適正化）〕，集団フッ化物洗口

3. パブリックヘルスケア（public health care；公衆衛生）

　集団を対象に行政や保健・医療システムなどが社会的努力を通じて行われる疾病予防や健康増進．**コミュニティケア**とほぼ同義．

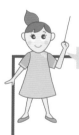

国試に出題されています！

問　2000年にFDIが提唱したう蝕のMinimal Intervention〈MI〉はどれか．2つ選べ．（第26回/2017年）

a　充塡部位の予防拡大
b　口腔内細菌叢の改善
c　歯面の白斑の再石灰化処置
d　支台装置が金属冠のブリッジ

答　b, c

SECTION 3 フッ化物によるう蝕予防

Ⅰ フッ化物の分布

1. 自然界の分布

フッ素は反応性が高いため，自然界ではフッ化物として存在し，蛍石，氷晶石，リン灰石がある．リン灰石の成分はアパタイトでありフルオロアパタイトを含む．

2. 自然界の濃度

河川水は 0.1 ppm，土壌は 280 ppm，地殻中は 700 ppm，雨水は 0〜0.6 ppm，海水は 1.3 ppm，地下水は地質との関係で幅が広く 0.1〜1.0 ppm（3 ppm を超える場合もある），茶は 0.2〜0.7 ppm，茶葉は 100〜400 ppm，海草は 9.1 ppm のフッ素を含む．人体には成人で 2.6 g 体内に存在する．

Ⅱ フッ化物の摂取と代謝

1. 摂取量

目安量（AI）として 0.05 mg F/kg・日（水分摂取量を 1 L とした場合），耐容上限値（UL）として 9 歳までは 0.1 mg F/kg・日，10 歳以降は 6.0 mg F/日．

2. 代謝

1）吸収

フッ素は胃と小腸などで 90 分以内に 80％程度吸収される．飲料水からの吸収率は 90％程度と高く，食品からの吸収率は低い．胎盤は少量のフッ素は通過しないが，濃度が高いと通過する．

2）蓄積・沈着

吸収されたフッ素は，成人で 10％，小児で 30〜40％は体内に蓄積され，大半は硬組織（主に骨）に沈着する．骨に沈着するフッ化物イオン濃度は，小児で 200〜300 ppm，高齢者で 1,000〜1,500 ppm とされる．

3）排泄

吸収されたフッ素は 24 時間以内に 90％が尿中に排泄される．唾液や汗からも排泄される．

Ⅲ フッ化物の毒性

1. 急性毒性

う蝕予防で用いるフッ化ナトリウム（NaF）の急性中毒は誤飲した場合に起こる．

1）最小中毒量（悪心・嘔吐が現れる濃度）

フッ素として体重 1 kg あたり 2 mg.

2）見込み中毒量（医師の処置が必要な濃度）

フッ素として体重 1 kg あたり 5 mg.

3）致死量

フッ素として体重 1 kg あたり 45 mg.

4）症状

胃腸症状（嘔吐，腹痛），けいれん，脱力，虚

表 3-7 急性中毒の救急処置

摂取量	入院	胃洗浄	投薬
5 mgF/kg 以下	必要なし 経過観察（数時間）	必要なし	経口的にグルコン酸カルシウムもしくは，乳酸カルシウムを摂取（牛乳でもよい）
5〜15 mgF/kg	必要 経過観察（数時間）	必要 吐出でもよい	経口的に 5％グルコン酸カルシウムもしくは 5％乳酸カルシウムを摂取（牛乳でもよい）
15 mgF/kg 以上	即入院 不整脈をモニター	必要	静脈注射で 10％グルコン酸カルシウム，10％乳酸カルシウムを投与 必要に応じて利尿剤

脱感，呼吸困難などがある．摂取量により，症状は1日〜数日続く．

5）急性中毒の救急処置（表3-7）

2．慢性毒性

1）歯のフッ素症

（1）症状

エナメル質形成不全．

（2）特徴

・歯面の白濁，または境界が不明瞭な水平の縞が左右対称で数歯に現れる．

・当該地域に6〜8歳まで生まれ育った者の主に永久歯に出現する．

・限局した地域に集団で出現する．

（3）歯のフッ素症の分類（Dean の分類）

点数	分類	基準		
		歯面の白濁	着色	陥凹部
0	健全	—	—	—
0.5	疑問型	わずかな白斑	—	—
1	ごく軽度	歯面の25％以下	—	—
2	軽度	歯面の50％以下	あり	—
3	中程度	歯面のほとんど	あり	小さな陥凹部
4	重度	歯面のほとんど	あり	不連続あるいは合流した陥凹部

（4）地域フッ素症指数（CFI）

地域住民に対するフッ素の影響を示す指数としてDeanらが発表した．

①計算式

Deanの分類の点数×各分類の人数÷被験者総数

②CFIの分類と対応

点数	分類	対応
0.4 以下	陰性	歯に対するフッ素の影響なし
0.4〜0.6	要注意	上水道のフッ化物添加の実施に注意が必要
0.6 以上	陽性	飲用水（上水道，井戸水など）中のフッ素を除去・減少させる処理が必要

2）骨硬化症

（1）症状

骨硬化症，骨の異常隆起，靱帯の石灰化，運動機能障害（脊柱，下肢）など．

（2）発現濃度

飲料水のフッ化物イオン濃度8ppm（6〜13ppm）で発現するが，2ppm以下では発現しない．

3）その他

動物実験で高濃度のフッ化物を摂取させると腎臓や甲状腺に異常が現れるが，ヒトでの報告はない．

Ⅳ　う蝕予防機序

フッ化物は，宿主要因に対して歯の耐酸性を向上させ，微生物要因に対して酸産生能を抑制する．応用法には全身的応用法と局所的応用法があり，作用機序が異なる．

1．全身的応用

飲用水中に1ppm程度のフッ化物を経口摂取した場合，萌出前後の歯質に対して作用する．

1）萌出前の歯質への作用

歯の形成期においてエナメル質石灰化時期にフルオロアパタイトを形成する．フルオロアパタイトはヒドロキシアパタイトより結晶性が高く格子不正が起きにくいため耐酸性が高い．

2）萌出後の歯質への作用

エナメル質が萌出後に成熟する際，飲料水のフッ化物が歯面に沈着し，フルオロアパタイトの形成を促進するため耐酸性が向上する．

2．局所応用

高濃度のフッ化物が萌出後の歯面とプラーク内の微生物にそれぞれ作用する．

1）萌出後の歯質への作用

歯質や唾液中のカルシウムと結合し歯面表層でフッ化カルシウム（CaF_2）を形成する．CaF_2は徐々に溶解しながら，歯面にカルシウムを供給し続け，結晶性を改善するとともに初期脱灰部の再石灰化を促進する．また，フッ素が持続的に取り込まれることで，歯面表層にフルオロ

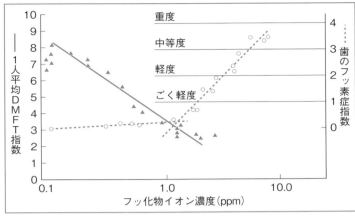

図 3-4　飲料水中のフッ化物イオン濃度とう蝕罹患状況および歯のフッ素症との関係[3]

アパタイトの形成を促進する.

2) プラーク微生物への作用

解糖系酵素（エノラーゼ）に作用して有機酸とエネルギーの産生を阻害する．また，無機酸を細胞外に排出するポンプ（$F_0F_1ATPase$）を阻害して，酸の排出と生育を阻害する．

Ⅴ　う蝕予防への全身応用

1. 水道水フロリデーション〈水道水フッ化物濃度調整〉

1) 用いられるフッ化物

ケイフッ化ナトリウム，ケイフッ化水素酸，フッ化ナトリウムなどがある．

2) 濃度

水道水フロリデーションを導入する地域における歯のフッ素症の出現率（悪影響）が低く，う蝕の抑制率（好影響）が高いフッ化物イオン濃度として 0.6〜1.0 ppm が用いられる（**図 3-4**）．日本の水道法では 0.8 ppm 以下と定められている．

2. 飲食物へのフッ化物添加

加工飲料水（ジュースや清涼飲料），ミルク，塩に添加して応用されるが，わが国ではチューインガムのみである．

3. フッ化物補充剤〈錠剤，液剤〉

飲食物からフッ素を十分摂取できない場合に用いることがあるが，わが国では応用されていない．

Ⅵ　う蝕予防への局所応用

1. フッ化物配合歯磨剤

1) 対象者

乳歯が萌出する 6 カ月児以降のすべてのライフステージ.

2) 市場占有率

約 90％であり，セルフケアの方法として普及している．

3) 配合されているフッ化物と濃度

フッ化ナトリウム（NaF），モノフルオロリン酸ナトリウム（Na_2PO_3F），フッ化第一スズ（SnF_2）がある．フッ化物イオン濃度は NaF 含有ペーストの場合，5 歳までは 500 ppm，6〜14 歳は 1,000 ppm，15 歳以上では 1,500 ppm が適当とされる．フォームタイプの濃度は 950 ppm で，小児によく用いられる．一般用では薬用歯みがき類製造販売承認基準により 1,500 ppm 以下に定められている．

※「4 学会（日本口腔衛生学会／日本小児歯科学会／日本歯科保存学会／日本老年歯科医学会）合同のフッ化物配合歯磨剤の推奨される利用方法」（2023 年 1 月 1 日付）が示されたが，見解が定まっていないところもあるため，現時点においては本書には掲載しない．

2. フッ化物洗口

1）対象者

ぶくぶくうがいが可能な4歳以降のすべてのライフステージに適用される．厚生労働省の『フッ化物洗口ガイドライン』では特に4～14歳まで継続することが望まれるとされている．

2）洗口方法

(1) 量：5～10 mL
(2) 時間：30秒
(3) 姿勢：うつむき加減（誤飲の防止のため）
(4) 洗口後の注意：洗口後30分はうがい，飲食を禁ずる．

3）洗口液の保管方法

(1) 家庭

家庭用専用瓶では，1人あたり約1カ月間の洗口ができる分量であり，冷暗所に保存する．洗口液はガラスを腐食するため，プラスチック製の容器で保管する．

(2) 集団

調製した洗口液の残りは，実施のたびに廃棄する．

4）使用薬液

(1) 毎日法：0.05％NaF（225 ppmF）～0.1％NaF（450 ppmF）
(2) 週1回法：0.2％NaF（900 ppmF）

5）薬剤の管理

(1) 家庭

歯科医師の指示のもと，保護者が薬剤を管理する．

(2) 集団

歯科医師の指導のもと，歯科医師あるいは薬剤師が，薬剤の処方，調製，計量を行い，施設において厳重に管理する．学校では，学校歯科医などの指導の下，安全に配慮して管理する．

3. フッ化物歯面塗布

1）対象者

乳歯，永久歯がそれぞれ萌出する時期（1～13歳頃まで）．

2）使用薬剤と塗布間隔

(1) 2％フッ化ナトリウム（NaF）

1週間に1～2回の塗布間隔で，連続4回塗布を1単位とし，年に1～2回行う．

(2) 8％，4％フッ化第一スズ（SnF_2）

年1～2回塗布する．使用ごとに調製し，1時間以内に使う．酸性（pH2.8付近）のため，NaFよりもフッ素の取り込みはよい．味が渋く，歯肉を収斂させたり，歯面を褐色に着色させたりすることがあるため，使用上の注意が必要である．

(3) リン酸酸性フッ化ナトリウム

APFと略す．年1～2回塗布する．冷所に保存すれば長期間保存可．第1法（1.23％F）と第2法（0.9％F）があるが，第2法が一般的．リン酸を添加し酸性（pH3.4～3.6）にしている．酸性にして，あえてCa^{2+}を溶出させ，CaF_2を形成させることで，歯面へのフッ素の取り込みを促進させる．酸にリン酸を用いているため，溶出したリン酸も補塡できるため，ヒドロキシアパタイト，フルオロアパタイト形成方向に化学平衡を移動させることができる．

3）剤形

溶液，ジェル，フォーム，バーニッシュが用いられる．フッ化物バーニッシュは高濃度のフッ素（22,600 ppm）を含み，象牙質知覚過敏の治療薬としても用いられる．その他，フッ化物を添加したデンタルフロスやトゥースピックも市販されている．

Ⅶ う蝕予防効果

局所応用でも全身応用でも，う蝕抑制率は50％程度のため，う蝕リスクの高い者には，食事指導やブラッシング指導を併用する必要がある．

1. 局所応用によるう蝕抑制率

(1) フッ化物歯面塗布

永久歯で20～50％程度．

(2) フッ化物洗口

永久歯で20～50％程度．

(3) フッ化物配合歯磨剤

永久歯で20～50％程度．

2. 全身応用によるう蝕抑制率

水道水フロリデーションでは，永久歯で40～

50％，乳歯でも 30％程度.

3. フッ化物応用によるう蝕抑制率

　介入群（フッ化物を応用した群）と対照群（フッ化物を応用しなかった群）について，それぞれのう蝕に関する指標（DMF 歯数，DMF 歯面数，罹患者数など）の増加量を比較する.

う蝕抑制率

$$= \frac{対照群のう蝕指標の増加量 - 介入群のう蝕指標の増加量}{対照群のう蝕指標の増加量}$$

$$= \left(1 - \frac{介入群のう蝕指標の増加量}{対照群のう蝕指標の増加量}\right) \times 100\,(\%)$$

　たとえば，介入群，対照群それぞれの介入前後の DMFT 指数が下表のようになった場合，う蝕抑制率の計算式は以下のようになる.

	フッ化物応用前の DMFT 指数	フッ化物応用後の DMFT 指数
介入群	A	B
対照群	C	D

う蝕抑制率

$$= \frac{(D-C) - (B-A)}{D-C} = \left(1 - \frac{B-A}{D-C}\right) \times 100\,(\%)$$

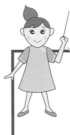

国試に出題されています！

問　飲料水中のフッ化物イオン濃度とう蝕罹患状態および歯のフッ素症との関係を図に示す.

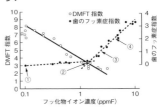

最大の効果で最大の安全な点はどれか. 1つ選べ. (第30回/2021年)

a　①
b　②
c　③
d　④

答　b

IV 編

歯周病の予防

Ⅰ 歯周病の有病状況

（1）歯周病は 40 歳以降に歯を失っていく大きな原因となっている．

（2）4 mm 以上の歯周ポケットをもつ者（歯周炎の者）の割合は，高齢になるにつれ増加している（平成 28 年歯科疾患実態調査）．

（3）歯周炎の者は，ほぼすべての年代で増加し，75 歳以上での増加は顕著である（平成 28 年歯科疾患実態調査）．

（4）歯周炎の者の増加は，8020 達成者の増加によるものと考えられる（平成 28 年歯科疾患実態調査）．

（5）歯肉出血を有する者の割合は，15 歳以上の年齢階級で 30％を超え，30 歳以上 55 歳未満で 40％を超える（平成 28 年歯科疾患実態調査）．

Ⅱ 歯周病の分類

歯周病は歯周組織（歯肉，歯槽骨，歯根膜，セメント質）に発症する疾患で，臨床的な主な症状は，歯肉と歯槽骨に強く出現する．

1. 一般的な分類（歯肉炎と歯周炎の分類）

1）歯肉炎

歯肉の発赤・腫脹が主症状である．健康な歯肉はサンゴ様ピンク色で引き締まった状態で，スティップリングが存在する．歯肉炎に罹患すると歯肉の色が赤紫色から暗赤色に変化，腫脹し，易出血性となり，スティップリングも消失する．一般的に歯槽骨の吸収はなく，歯周ポケットも仮性のことが多い．

2）歯周炎

歯肉炎の進行により，**真性ポケット**の形成，**歯槽骨の吸収**・歯の動揺，出血・排膿，歯根露

出などの症状が出現する．最近，成人の歯周炎で前述の症状をもつものを**慢性歯周炎**（成人性歯周炎）とし，宿主の防御機能に異常を認め，プラーク中の細菌に特徴を認めるものを**侵襲性歯周炎**（早期発症型歯周炎）と分類している．

2. 日本歯周病学会による分類（世界的に使用されている米国歯周病学会の分類に基づいた分類）

歯肉炎で最も多いのは**プラーク性歯肉炎**（単純性歯肉炎）であり，歯周炎のうちで最も多いのは慢性歯周炎（成人性歯周炎）である．通常，前述の歯肉炎は本分類の「プラーク性歯肉炎」，歯周炎は「**慢性歯周炎**」をさすのが一般的である．

1）歯肉炎（限局型と広汎型に分類）

(1) プラーク性歯肉炎

口腔清掃不良による歯肉溝に蓄積したプラークが原因の歯肉炎．適切なプラークコントロールによって治癒することが多い．ホルモンの影響が関与している「**思春期時の歯肉炎**」と「**妊娠性歯周炎**」を含む分類である．

(2) 非プラーク性歯肉病変

プラーク細菌以外の微生物の感染，粘膜疾患（扁平苔癬など），アレルギー，外傷などによって発症する歯肉炎．

(3) 歯肉増殖

薬物性歯肉増殖［**抗てんかん薬（フェニトイン），降圧薬（ニフェジピン）などの薬物**］と遺伝性歯肉増殖症に分類されている．

2）歯周炎

(1) 慢性歯周炎（限局型と広汎型に分類）

歯周病原菌によって誘導される付着の喪失（アタッチメントロス）と歯槽骨吸収を示す慢性炎症性疾患である．かつては成人性歯周炎とよばれていた疾患で，通常，発症は 35 歳以後である．病態は，歯周ポケット形成，排膿，出血，

歯槽骨吸収および歯の動揺を認める.

(2) 侵襲性（急速破壊性）歯周炎（限局型と広汎型に分類）

急速な歯周組織破壊（歯槽骨吸収，付着の喪失）を示し，家族内の発症を特徴とする歯周炎である．10〜30歳代で発症することが多い．以前は，若年性歯周炎と呼ばれていた．

(3) 遺伝疾患に伴う歯周炎

家族性周期性好中球減少症や，Down〈ダウン〉症候群で認められる歯周炎である．

3) 壊死性歯周病（限局型と広汎型に分類）

歯肉の壊死と潰瘍形成を特徴とする．歯肉炎と歯周炎に分類.

　(1) 壊死性潰瘍性歯肉炎

　(2) 壊死性潰瘍性歯周炎

診断上，急性と慢性に区別．歯肉の偽膜形成や出血，疼痛，発熱，リンパ節の腫脹，悪臭などの症状を伴う．また，紡錘菌やスピロヘータなどが，発症に関与する．発症原因として口腔清掃不良，ストレス，喫煙，ならびに免疫不全などが知られている．

4) 壊死性歯周病

急性と慢性に区別される．歯肉の偽膜形成や出血，疼痛，発熱，リンパ節の腫脹，悪臭などの症状を伴う.

5) 歯周組織の膿瘍

(1) 歯肉膿瘍

歯肉膿瘍は，歯ブラシ等で歯肉に傷がつき，そこから化膿し発症する．歯肉膿瘍は，歯周ポケット有無とは関係なく発症する．

(2) 歯周膿瘍

スケーリングやルートプレーニング等が「きっかけ」となって，浮腫や炎症により歯周ポケットの入口が狭くなったり，封鎖され，歯周ポケット内からの炎症性滲出液の排出が妨げられることがある．この時に，ポケット内の深部に残留した細菌等が原因となって，膿瘍が形成されたものが歯周膿瘍である．

6) 歯周-歯内病変

歯周，歯内各領域の疾患が，互いの領域に波及したものを「歯周-歯内病変」とよんでいる．3つのタイプがあり，①歯内病変が歯周組織に影響を及ぼしたもの（歯周由来型；歯髄側から根管側枝・髄管・根尖孔を介して辺縁歯周組織に病変が波及したもの），②歯周病変が歯髄組織に影響を及ぼしたもの（歯髄由来型；辺縁歯周組織から根管側枝・髄管・根尖孔を介して歯髄に病変が波及したもの），ならびに③歯内病変と歯周病変とが合わさったもの（複合型）に分類できる.

7) 歯周退縮

辺縁歯肉の位置がセメント-エナメル境より根尖へ移動することが歯肉退縮である．生理的退縮は，加齢によって起きる．病的退縮は，①誤ったブラッシング方法，②歯周炎，③咬合性外傷などの過度の咬合力，ならびに④歯の位置異常等が原因となって発症する．また，歯周退縮によって，知覚過敏や根面う蝕を引き起こすことがある．

8) 咬合性外傷

外傷を与えるほどの過度な咬合（外傷性咬合）によって，特定の歯に過剰な力が加わり，歯や歯周組織に損傷を与えることが原因となる．「歯ぎしり」や「噛み合わせが高い修復物の装着」等によって，正常な歯周組織に誘導される場合を「一次性咬合性外傷」とよぶことがある．また，歯周炎が進行し，支える歯槽骨と歯根膜が少なくなった状態の歯に発症する咬合性外傷のことを「二次性咬合性外傷」とよんでいる．

Ⅲ　歯周病の発症要因と機序

1. 発症要因

1) プラーク

(1) 歯周病原菌（表4-1）

①歯肉縁下プラークでは，歯周ポケットが深ければ深いほど嫌気状態が強くなり，そのプラーク中の微生物叢にも変化が生じる．歯周病での微生物の特徴は，偏性嫌気性のグラム陰性桿菌の増加である．慢性歯周炎において，*Porphyromonas gingivalis*（*P. gingivalis*）が，病原菌として最も重要視されている．また，侵襲性（急速破壊性）歯周炎の発症に，*Aggregatibacter actinomycetemcomitans*（*A. actinomycetemcomitans*）の強い関与が示されている．歯周ポケットにグラム

表 4-1　主な歯周病原菌

菌名	グラム染色性・形態	空気欲求	特徴
Porphyromonas gingivalis	グラム陰性・短桿菌	偏性嫌気性菌	慢性歯周炎の有力な原因菌
Aggregatibacter actinomy-cetemcomitans (旧名；*Actinobacillus actinomycetemcomitans*)	グラム陰性・桿菌	通性嫌気性菌	侵襲性（急速破壊性）歯周炎に関与
Prevotella intermedia	グラム陰性・短桿菌	偏性嫌気性菌	慢性歯周炎，プラーク性歯肉炎（妊娠性歯周炎，思春期性歯肉炎）に関与
Bacteroides forsythus	グラム陰性・紡錘菌	偏性嫌気性菌	慢性歯周炎に関与
Fusobacterium nucleatum	グラム陰性・紡錘状小桿菌	偏性嫌気性菌	慢性歯周炎，壊死性歯周病〔急性壊死性潰瘍性歯肉炎（ANUG）〕に関与
Treponema denticola	グラム陰性・スピロヘータ	偏性嫌気性菌	慢性歯周炎，壊死性歯周病〔急性壊死性潰瘍性歯肉炎（ANUG）〕に関与

陰性菌が多数存在することから，歯周病の発症に，これらの菌の各種の菌体成分や産生物質が影響している．

　②*P. gingivalis* などの歯周病原菌は，歯周ポケットという特殊な環境下で，さらに，バイオフィルムの一種であるプラーク中に生息する．そのため，免疫細胞や生体由来抗菌物質の影響を受けにくい．さらに，*P. gingivalis* は，**莢膜**を有することから，マクロファージなどの免疫細胞に貪食されにくい．また，*A. actinomycetemcomitans* 由来の**ロイコトキシン**（**白血球毒**）は，免疫反応を抑制することができる．その結果，歯周病原菌は，歯周ポケットの中で，慢性的に感染することができる．

(2) リポ多糖（LPS；内毒素）などの細菌由来物質

　歯周ポケットという狭い場所に**グラム陰性菌**が多数増殖していることから，これらの菌の菌体成分である LPS などの物質が，IL-1 や **TNF-α** などの**サイトカイン**や**プロスタグランジン**を誘導し，それらの生理活性物質が強い炎症と骨吸収を引き起こす．また，細菌の代謝産物である有機酸，インドール，アンモニア，硫化水素などは細胞毒として作用する．また，細菌が産生するコラーゲン分解酵素も，組織破壊にかかわる．

2) 歯石

　歯表面に存在する細菌が問題となる．特に歯肉縁下歯石は歯周炎と関連が深い．

3) 食片圧入

　歯槽骨の垂直性吸収に関与するといわれている．

4) その他の局所における修飾因子

　口呼吸，不適合補綴装置，外傷性咬合，ブラキシズム，異常習癖など．

5) 全身的因子

(1) 栄養不良

　タンパク質やビタミン類の不足．

(2) 糖尿病

　易感染性となり，歯周病の症状の進行をより増悪させる．

(3) 内分泌異常

　エストロゲンなどの性ホルモンが関与することがある（思春期時の歯肉炎と妊娠性歯周炎など）．

(4) 血液疾患

(5) 薬物

　フェニトイン，ニフェジピンなど．

表4-2　歯周病のリスクファクター（危険因子）[4]

［細菌因子］ ●プラーク（バイオフィルム），歯肉縁上プラーク，歯肉縁下プラーク ●歯周病原菌（特に *P. gingivalis*）	［宿主因子］ ●年齢，人種，性別 ●遺伝的要因 　・歯周病家族歴 　・炎症性サイトカイン遺伝子多型（IL-l，TNF-α など） 　・他の遺伝子多型 ●全身疾患 　・糖尿病，骨粗鬆症，HIV（AIDS），ある種の遺伝病
［環境因子］ ●喫煙 ●ストレス（心理社会的） ●栄養（食習慣） ●肥満 ●薬物 ●社会経済的環境（学歴，収入，職業） ●保健行動（不定期歯科受診）	［局所の因子］ ●プラークリテンションファクター 　・歯石（歯肉縁上，歯肉縁下），不適合修復物・補綴装置，義歯・矯正装置，歯列不正，歯の形態異常（エナメル突起，根面溝，口蓋裂溝など），小帯の付着位置異常，付着歯肉幅狭小，歯肉退縮，根面う蝕（歯頸部） ●咬合力の問題：歯の動揺，咬合性外傷（主に二次性），歯ぎしり（ブラキシズム） ●BOP陽性，深い歯周ポケット，アタッチメントロス，歯の動揺，根分岐部病変

Ⅳ　歯周病の進行と症状

　歯周病の進行とともに，歯肉の広範な炎症，歯周ポケットからの出血，排膿，歯の動揺，歯槽骨の吸収などの臨床症状が認められる．重症化によって，歯は支持を失い，最終的に歯が脱落する．

1. 初期病変

　臨床的には正常であるが，炎症の初期段階で，病理組織学的な炎症性変化が生じている．

2. 早期病変

　サイトカインを中心とする炎症性の物質によって，血管透過性が亢進，歯肉の発赤・腫脹，さらには歯肉溝滲出液量の増加が認められる．

3. 確立期病変

　歯肉炎と認められる時期．炎症が進行し，仮性歯周ポケットが認められる．歯肉溝（歯周ポケットの場合もある）内細菌量は増大する．組織学的に高度のリンパ球浸潤が認められる．

4. 進行期病変

　接合上皮の破壊によって歯周ポケットが形成される．歯槽骨吸収が強く誘導されるので，ポケットがより深くなる．歯肉から歯根膜，歯槽骨，セメント質からなる辺縁部歯周組織全体に病変が進行する．

Ⅴ　歯周病のリスク評価

　リスクファクター（危険因子，表4-2）は，直接的に発症確率の増加に関与する．また，そのファクターを排除することによって，発症確率は減少するものと定義されている．多くは，疫学研究によって，明らかになったものである．歯周病の予防と治療のためには，リスクファクター評価を行い，そのファクターを，できるだけ除去する必要がある．重要なリスクファクターの多くは問診で調べられる（**表4-3**）．

Ⅵ　歯周病と全身との関連

　歯周病の有病者には次のような全身疾患との関連性がある．近年，歯周病が全身にもたらす影響が注目されている．歯周病と強い関連がある5つの疾患（症状）について示す．

表 4-3　問診や医療面接で聴取すべきこと）[4]

・主訴 ・現病歴 ・既往歴 　　歯科的既往歴 　　医科的既往歴 　　全身疾患既往歴 　　　糖尿病，骨粗鬆症，免疫疾患， 　　　（アレルギー，関節リウマチ） 　　服薬歴	・全身的宿主要因 　　年齢・性 　　遺伝的要因（家族歴） ・喫煙 ・生活習慣 　　栄養（食習慣） 　　ストレス（心理的・社会的）

1．心疾患

歯周病の者は**心疾患**（冠動脈疾患，脳梗塞，動脈硬化）を発症するリスクが高い．慢性歯周炎の骨吸収の進行度と**心冠動脈疾患**および**脳血管障害**との関連性が見出されている．アタッチメントロス（ポケット深さ）や歯周炎による歯の喪失と脳梗塞との関連性も見出されている．

2．糖尿病

1）糖尿病から歯周病への影響

糖尿病患者は，感染症にかかりやすくなる．そのため，糖尿病患者は，歯周病を発症しやすく，また進行も早い．

2）歯周病から糖尿病への影響

歯周病患者の歯肉で産生される炎症性物質（TNF-α）は，インスリンの働きを妨げ，糖尿病を悪化させる．特に**2型糖尿病**患者は，歯周病の治療によって，糖尿病の症状の改善が認められることもある．

3．誤嚥性肺炎

（寝たきり）高齢者などにおいて，生理的機能が衰えることによって，自らの唾液や食物が，肺に誤って嚥下されることによって，肺炎が誘導される．口腔内に存在する弱毒性の肺炎菌が原因となるが，歯周病原菌そのものやその菌由来の物質の影響が示されている．

4．早産ならびに低体重児の出産

歯周病により歯肉組織で産生された炎症性サイトカイン（TNF-α など）やプロスタグランジンが早産を引き起こす．

5．肥満

内臓脂肪型肥満は，（脂肪）細胞由来のサイトカインやホルモンの影響で，歯周病が悪化する可能性がある．

6．骨粗鬆症

骨粗鬆症によって骨密度が低下している者が，歯周病を有していると，歯槽骨も吸収されやすく，その結果，歯周病が悪化しやすいことが示されている．

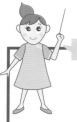

国試に出題されています！

問　歯周病と全身の疾患・異常との因果関係を図に示す．

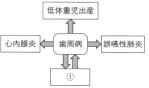

①に該当するのはどれか．1つ選べ．（第30回/2021年）

a　糖尿病
b　認知症
c　関節リウマチ
d　慢性閉塞性肺疾患

答　a

歯周病の予防方法

Ⅰ　第一次予防

1．プラークコントロール

　歯周病の直接の原因はプラークであることから，歯周病予防では最も基本となる．

　特に**歯間部や歯頸部のプラーク**を効率よく除去するブラッシング法，歯肉に適度の刺激を与え歯肉の血行循環をよくするような，いわゆる**マッサージ効果**のあるブラッシング法が効果的である．

　プラークを成熟させやすい食生活（スクロースを含む飲食物の頻回摂取）の改善も良好なプラークコントロールにつながる．

2．歯周病の予防処置

　個人の努力のみでは，完璧なプラークコントロールは難しい．歯ブラシの毛先や補助清掃用具の届きにくい場所で，プラークは日々成熟し，病原性も強くなる．定期的に専門家による予防処置（**プロフェッショナルケア**）で，歯肉縁上プラークや歯石を除去し，かつ**歯肉縁下プラーク**をコントロールすることが歯周病予防に効果がある．

　また，殺菌や炎症を抑える効果のある洗口剤や歯磨剤を使う方法もある．

3．歯・口腔の健康診査，歯科保健指導，リコール

1）歯・口腔の健康診査

　歯周病の状態も含めた，歯・口の健康状態を把握する．口腔環境（歯列，補綴装置の状態，唾液の出やすさなど），残存歯数，歯周病の指数（Gingival Index〈GI〉，Periodontal Index〈PI〉など），口腔清掃状態の指数（**Oral Hygiene Index〈OHI〉，O'Leary の Plaque Control Record〈PCR〉**など）を記録する．

2）歯科保健指導

　ブラッシング指導が中心となる．ブラッシング方法の技術的な指導をはじめとして，適切な歯ブラシの選択方法，補助清掃用具の使い方を指導する．その他，歯周病予防に効果的な歯磨剤・洗口剤を勧める．

　近年，歯周病が糖尿病や循環器障害のリスク因子であることがわかってきた．それらの情報を分かりやすく伝えることも重要である．

　喫煙は歯周組織の免疫能力を低下させ，破壊された歯周組織が修復する機能を低下させる．タバコを吸わないこと，受動喫煙の機会を減らすことは，歯周病の予防につながる．

　ビタミンCなど抗酸化作用をもつ食物の摂取不足は，歯周病の悪化を招くことがある．

3）リコール

　歯周病になる前から，予防のために年に数回（最低1回）は歯科医院で予防処置を受けるよう勧める．

Ⅱ　第二次予防

1．歯周病の検診

　歯周病検診は自覚症状が乏しい歯周病の早期発見につながる．エックス線検査，プロービング検査が汎用されている．公衆衛生現場では，集団検診に適した **Community Periodontal Index〈CPI〉**を用いた検診が広く行われている．一方，スクリーニングを目的に，唾液中や歯肉溝浸出液中の酵素量や潜血の程度を測定する場合もある．

2．歯周基本治療

　スケーリング，ルートプレーニング，咬合調整，不適合な修復物や補綴装置の修正を行う．

表 4-4　歯周病の予防段階

予防の段階		具体的内容
第一次予防	健康増進	健康教育，口腔清掃 健康な生活習慣（運動，栄養，禁煙）
	特異的予防	定期的な予防処置（PTC, PMTC, スケーリング） 歯周病予防洗口剤，歯磨剤の使用
第二次予防	早期発見・即時処置	歯周病検診 歯周基本治療（口腔清掃指導，スケーリング・ルートプレーニング，咬合調整，不適合な修復物・補綴装置の修正）
	機能喪失阻止	歯周外科処置 歯の固定
第三次予防	リハビリテーション	歯周補綴，歯の形態修正，矯正処置

3. 歯周外科治療

歯周基本治療のみでは歯周病が治癒できないと判断された場合は，骨を移植したり，失われた歯周組織を再生させる手術を行う．

一通りの歯周治療が終了したら，メインテナンスの時期となる．治療終了後も専門家による定期的な健康診断と予防処置で，歯周病の再発をいち早く把握し，早期に適切な対応をとることが必要となる

Ⅲ　第三次予防

1. 口腔機能回復治療

歯周病による歯の喪失があり，数歯にわたって動揺するような重症の歯周病では，補綴装置により，咬合を回復させ，口腔機能を回復させる（**表 4-4**）．

Ⅳ　セルフケア，プロフェッショナルケア，パブリックヘルスケア

1. セルフケア

歯周病になりにくい口腔環境を整え，よい生活習慣を日頃から実践する．

2. プロフェッショナルケア

定期的に専門家による定期健診，予防処置を受ける．

3. パブリックヘルスケア

行政サービスの一環で，健康情報の提供や口腔保健指導などを行い，啓蒙と地域のネットワークづくりを行う．

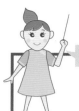

国試に出題されています！

問　歯周病の第二次予防はどれか．2 つ選べ．(第 30 回/2021 年)

a　歯周病検診
b　食生活指導
c　歯周外科治療
d　口腔機能回復治療

答　a, c

V
編

その他の
歯科疾患の予防

不正咬合の予防

Ⅰ 不正咬合の原因と種類

　不正咬合とは，歯，歯列，顎顔面などの発育，形態，機能が，なんらかの原因によって異常をきたし，正常な咬合ができない状態をいう．不正咬合の原因には，**遺伝的原因**と**環境的原因**があり，環境的原因はさらに**先天的原因**と**後天的原因**に分けられ（**表5-1**），これらの原因が複合して不正咬合の症状を起こすと考えられている．

　基本的な分類には，**Angle〈アングル〉の分類**が用いられ，上顎第一大臼歯の位置を正しいものとした下顎第一大臼歯の近遠心的咬合関係でⅠ～Ⅲ級に分けられる（**表5-2**）．不正咬合の種類には，**上顎前突，下顎前突（反対咬合），交叉咬合，開咬，過蓋咬合，叢生，空隙**などがあり，歯の位置異常，歯列弓形態の異常および上下顎歯列弓関係の異常が関係する．

　平成28年歯科疾患実態調査によると，12～20歳で叢生のある者は約26％であり，空隙のある者は約10％であった．同年齢群における**オーバージェット**（反対咬合ではマイナスの測定値を示す）と**オーバーバイト**（開咬ではマイナスの測定値を示す）の発現率は，両者とも－1mm以下は約2％であった．

Ⅱ 不正咬合の影響

　不正咬合は口腔の諸機能に影響を及ぼし，咀嚼機能障害，発音障害，顎骨の成長障害を引き起こす．また，う蝕，歯周病，顎関節症などの口腔疾患を誘発する要因となる．さらに，審美的障害などによる心理的な影響もみられることがある．

表5-1　不正咬合の原因

遺伝的原因	環境的原因	
	先天的原因	後天的原因
咬合や歯列に関係する遺伝形質の継承	・先天異常（口唇裂，口蓋裂など） ・歯数の異常（過剰歯，欠如歯） ・歯の形態異常 　（巨大歯，矮小歯，癒合歯など） ・軟組織（小帯など）の形態異常	［全身的要因］ ・感染症，内分泌障害，栄養障害など ［局所的要因］ ・口腔習癖 　（吸指癖，弄舌癖，口呼吸など） ・乳歯の早期喪失と晩期残存 ・う蝕 ・歯周病 ・外傷

表5-2　アングルの不正咬合の分類

Ⅰ　級	上下顎歯列弓が正常な近遠心的関係にあるもの
Ⅱ　級	下顎歯列弓が上顎歯列弓に対して正常より遠心に咬合するもの
Ⅲ　級	下顎歯列弓が上顎歯列弓に対して正常よりも近心に咬合するもの

Ⅲ 不正咬合の予防方法

　不正咬合の原因を除去し，健康診断などにより早期に不正咬合を発見して，適切な処置を行うことが基本となる．遺伝的原因や先天的原因についての予防は困難なため，早期に発見して専門医の受診を勧める．

　後天的原因については，原因の除去や予防に加えて早期に治療を行うことにより，不正咬合の予防が期待できる．乳歯および永久歯の**う蝕を予防**して歯冠部崩壊や歯の喪失を防ぐことは，不正咬合の予防につながる．特に乳歯においては，**歯の喪失時に適切な処置（保隙）**を行い，後継永久歯の萌出スペースを確保することが重要である．

　成人では，**歯周病の予防・治療**を行い歯の移動や喪失を防ぐ．乳幼児期の**吸指癖**や**口呼吸**などの**口腔習癖**は，その継続期間や時期により不正咬合を引き起こすことから，心理面に配慮しながら改善を行う．成長期の小児に対しては，顎口腔機能の発育をはかるため，咀嚼に関する指導も必要である．

Ⅴ編 その他の歯科疾患の予防

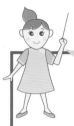

国試に出題されています！

問　8歳の男児．口唇の突出を主訴として来院した．初診時の口腔内写真を示す．

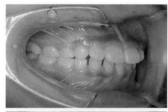

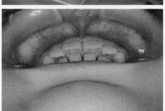

Angle の不正咬合の分類はどれか．1つ選べ．（第30回/2021年）

a　Ⅰ級
b　Ⅱ級1類
c　Ⅱ級2類
d　Ⅲ級

答　b

口臭の予防

Ⅰ 口臭の原因と分類

　口臭には病的状態が原因するもののほかに，誰もが有すると考えられる生理的口臭がある．口腔由来の口臭は，舌苔やプラークが原因となることが多い．また，病的口臭は，歯周病との関連性が強い．一方，自分のみが感じる心因性口臭もある．

1. 病的口臭

　病的口臭の約90％は，口腔に関係するものであるといわれている．

1) 口腔由来の口臭

　歯周病と舌苔・プラークの蓄積が口臭の発生に密接に関与する．また，唾液腺機能低下，進行したう蝕，口内炎，潰瘍，不適合な補綴装置，不潔な義歯などによって口臭が発生することがある．主として，メチオニンとシステインなどの含硫アミノ酸を含むタンパク質(唾液，組織，食物残渣などの由来)が嫌気性菌により代謝されて生じた揮発性硫黄化合物〔硫化水素 H_2S，メチルメルカプタン CH_3SH，ジメチルサルファイド $(CH_3)_2S$〕が主要な原因物質となる．そのほか，インドール，スカトール，アミン，アセトン，アルコール，アンモニアなども原因物質となる．

2) 口腔以外の部位由来の口臭

　耳鼻咽喉系の疾患（副鼻腔炎，アデノイドなど），呼吸器疾患(肺壊疽，気管支拡張症など)，消化器疾患（胃がん，慢性胃炎など）がある．そのほか，特徴的な口臭を示すものとして，糖尿病のアセトン臭，尿毒症のアンモニア臭などがある．

2. 生理的口臭

　多くの者が，生理的に口臭を有する可能性を有する．一般的な生理的口臭は，早朝時口臭，空腹時口臭，月経時口臭（特に月経困難者），加齢による口臭，摂取食品による口臭などがある．

3. 心因的口臭（仮性口臭症，口臭恐怖症）

　他人はにおいを感じないが，自分だけが強く口臭を感じ，そのことを訴えるものである．精神的，心理的に問題がある場合が多い．カウンセリングのみで改善されるものは，**仮性口臭症**とし，カウンセリングだけでは，改善できないものを**口臭恐怖症**と分類することが多い．

Ⅱ 口臭の検査

　口臭の検査は，原則，被験者（患者，対象者）は検査当日の飲食，口腔清掃，喫煙などは中止し，検査日（診察日）を変えた数回の検査が望ましい．

1. 官能検査（官能試験）

　検査者が嗅覚によって，患者の呼気を直接的に嗅ぐことによって行う方法である．バッグや袋などを使用する間接的な方法もある．ヒトの嗅覚閾値以上のにおいの強さと質を測定する実践的な方法である．最も一般的な方法でもある．
［検査者（術者）の注意点］
　嗅覚に影響する喫煙やコーヒーなどの刺激物の摂取を避ける．

2. ガスクロマトグラフィ検査

　気化しやすい化合物の同定・定量に用いられる機器で，クロマトグラフィの一種である**ガスクロマトグラフィ**を用いる手法である．本機器の注入口からシリンジなどで打ち込まれた患者の呼気サンプルは，カラムでクロマトグラフィの原理によって各成分に分離されたあと，検出

表 5-3　口臭症の診断分類と対応した治療方法

口臭の種類（口臭症の診断）	治療（予防）		備考
生理的口臭（TN1）	説明と口腔清掃指導（セルフケア支援）		
口腔由来の病的口臭（TN2）	説明と口腔清掃指導（セルフケア支援）	専門的口腔清掃（PTC, PMTC），疾患治療	TN1〜5 の治療のすべてに，「説明と口腔清掃指導」が含まれる
全身由来の病的口臭（TN3）		医科への紹介	
仮性口臭症（TN4）		カウンセリング（結果の提示と説明），（専門的）指導・教育	
口臭恐怖症（TN5）		精神科，心療内科，口腔心身症の専門医などへの紹介	

器で測定される．通常，口臭検査用のクロマトグラフィは，揮発性硫黄化合物（硫化水素，メチルメルカプタン，ジメチルサルファイド）の検出器を組み込んでいる．

3．半導体ガスセンサー検査

　揮発性硫黄化合物を検知できる（半導体）センサーを有した機器を使用することによって口臭検査を行う方法である．アルコールや香料などの影響を受けることが多い．

4．その他

　口臭測定以外にも，舌苔付着量，プラーク付着量，唾液流出量の測定，歯周組織の検査，う蝕，不適合補綴装置の検査などを，必要に応じて行う必要がある．

Ⅲ　口臭の予防方法

　表 5-3 に口臭症の診断分類と対応した治療方法を示す．

1．生理的口臭の予防・治療方法

　口腔清掃，補綴装置の清掃，食生活や生活習慣の改善，特に舌苔の除去などを行う．

2．病的口臭の予防・治療方法

　口腔，全身を問わず，原因となる疾患の治療．

3．心因性口臭の予防・治療方法

　薬物およびカウンセリングによる精神療法．

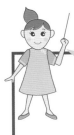

国試に出題されています！

問　口臭を主訴とする患者に複数日にわたって口臭検査を実施したが，他覚口臭は認められなかった．
考えられるのはどれか．2 つ選べ．（第 31 回/2022 年）

a　仮性口臭
b　病的口臭
c　口臭恐怖症
d　生理的口臭

答　a, c

V編　その他の歯科疾患の予防

その他の歯科疾患・異常の予防

Ⅰ 歯の損耗（tooth wear，トゥースウェア）

1. 摩耗症・咬耗症

1) 摩耗症

歯以外のものが長期間にわたり歯と接触することにより，歯質に損耗をきたす病変である．唇側および頬側面の歯頸部に**楔状欠損**として多くみられる．**咬合力**によるエナメル質の破損を起因として，**不適切なブラッシング**（ブラッシング圧が強い，研磨性が高い歯磨剤を多量に使用）による損耗が加わって欠損となることから，ブラッシング指導や咬合調整で対応する．特定の職業に従事する者には，粉塵や器具による歯の摩耗がみられることがある．

2) 咬耗症

歯と歯の接触により歯質に損耗をきたす病変である．主として臼歯の咬合面や下顎前歯切縁のエナメル質にみられ，**加齢**に伴い経年的に進行する．**歯ぎしり**は咬耗の進行を助長することから，**防止装置（ナイトガード）**を装着する．

2. 酸蝕症

酸による歯質の脱灰によって，特にエナメル質の損耗をきたす病変である．酸の蒸気によるものは**職業性歯科疾患**として知られており，作業環境や作業の管理に加えて，対象者には健康診断が義務づけられている．**酸性飲料の過飲**や**柑橘類の過食**による酸蝕症については，適切な食生活やブラッシングの指導が必要である．

Ⅱ 歯の破折

歯の破折は，破折の場所により①エナメル質の**亀裂**（不完全破折），②エナメル質あるいはエナメル質と象牙質の**歯冠破折**，③エナメル質，象牙質，セメント質に及ぶ**歯冠-歯根破折**，④象牙質，セメント質を含み，歯髄腔に達する**歯根破折**に分類される．外傷のほか，歯ぎしりなどの習癖も原因となる．

Ⅲ 歯・口腔の外傷

転倒や打撲などにより，歯・口腔に強い外力が加わって起こる．歯の破折・脱臼に加えて，口腔軟組織の損傷を併発することも多い．特に小児は転倒などの事故を起こしやすいため，本人への注意喚起や保護者の注意に加えて，危険箇所の点検などの安全対策を講じる．

1. マウスガード

マウスガードは，スポーツによって生じる歯やその周囲組織の外傷の予防，ダメージの軽減を目的として，主に**上顎の歯列**を軟性樹脂で**被覆**し，外力を緩和する装置である．特に，コンタクトスポーツによる外傷はマウスガードによって予防できるものが多く，その装着が推奨される．

Ⅳ 顎関節症

顎関節症の主な徴候は，**顎関節や咀嚼筋の疼痛，顎関節（雑）音，開口障害**あるいは**顎運動異常**である．平成28年歯科疾患実態調査によると，顎関節の雑音・痛みを自覚する者は，20歳代でその割合が高く，全体的に女性のほうが高い．適正な咬合調整，口腔習癖の改善，ストレスの解消などが重要な予防法となる．

Ⅴ 口腔癌

わが国の口腔癌の発生率は，すべての癌のうち1～2%であり，舌癌が比較的多い．**喫煙**と**飲**

酒が最も重要なリスクファクターであることから，タバコ製品と過度のアルコール摂取を避けることが最善の予防法である．また，慢性の機械的刺激を防ぐために，定期的に歯科検診を受けることも口腔癌の予防に有効である．

Ⅵ　着色歯・変色歯

歯面の着色の原因物質は，**非金属性色素沈着物**（飲食物，タバコ，薬剤，細菌など）と**金属性色素沈着物**に分けられる．着色は，研磨剤入りの歯磨剤の使用によってある程度予防することが可能である．タバコによるものは禁煙が必要である．歯質内の変色は，歯髄の壊死・壊疽や薬物服用の影響により，歯質内に色素が取り込まれて変色したものである．

Ⅶ　口腔機能低下症

口腔機能低下症は，う蝕や歯周病，義歯不適合などの口腔の要因に加えて，加齢や全身疾患などさまざまな要因（薬剤の副作用等）によって口腔の機能が複合的に低下している疾患である．**口腔衛生状態不良，口腔乾燥，咬合力低下，舌口唇運動機能低下，低舌圧，咀嚼機能低下，嚥下機能低下**の7項目のうち**3項目以上**該当する場合，口腔機能低下症と診断される．放置すると，咀嚼機能不全や摂食嚥下障害となって全身的な健康を損なう（サルコペニア，低栄養などに至る）リスクが高まることから，早期に発見し継続的な口腔機能管理を行うことが重要である．

Ⅷ　その他

エナメル質形成不全は，歯の形成期に何らかの障害を受けることによって生じる．胎児期や乳幼児期の全身疾患や低栄養が原因となることが多い．歯の形成期に過量のフッ化物を摂取した場合には**歯のフッ素症**が現れる．

口内炎は，口腔の保清，栄養バランスのよい食事や十分な睡眠による免疫機能の維持，禁煙，ストレスの除去などにより予防する．また，

歯の鋭縁部位や不適合補綴装置など粘膜刺激となる要因があれば除去する．

放射線療法や化学療法を行っている患者に対しては**口腔機能管理**を行う．唾液の質的な異常または分泌量の減少による**口腔乾燥（ドライマウス）**は，生活習慣の改善やストレスの除去，口呼吸の是正などが日常的な予防法とされている．唾液分泌の低下が味覚障害を引き起こすこともある．

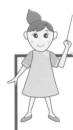

国試に出題されています！

問　25歳の女性．健康相談会場で，上顎前歯の形態異常を相談された．口腔内を観察したところ，前歯部に歯の損耗＜Tooth wear＞がみられた．う蝕は認められなかった．
原因として考えられるのはどれか．2つ選べ．（第28回/2019年）

a　口呼吸
b　歯ぎしり
c　抗菌薬の服用
d　管楽器の演奏

答　b, d

VI 編

環境・社会と健康

衛生・公衆衛生の概要

Ⅰ 健康の概念と保持増進

1. 健康の連続概念

健康と病気の間には，さまざまな状態があり，実際に区別できないほうが多い．

健康 ⇔ 半健康 ⇔ 病気 ⇔ 死

2. 健康の定義

WHO は健康を次のように定義している．

肉体的 ⎫
精神的 ⎬ すべての面で良好な状態
社会的 ⎭

単に疾病がないとか病弱でないということではない．

WHO 憲章では，健康を享受する権利を謳っており，日本国憲法第25条でも「すべて国民は，健康で文化的な最低限度の生活を営む権利を有する．国は，すべての生活部面について，社会福祉，社会保障及び公衆衛生の向上及び増進に努めなければならない」と規定されている．

Ⅱ 予防の考え方と適用

予防とは，悪い事態が起こらないようにあらかじめ防ぐことである．すなわち，健康障害でも，疾病の発生を前もって予防することを目的

とした「予防医学」が生まれた．ここでの予防は，"狭義の予防"であるが，Leavell と Clark は，**図 6-1** のような"広義の予防"の概念を提唱し，現在多く用いられている．

Ⅲ 生涯を通じた保健・福祉

1. ヘルスプロモーション

ヘルスプロモーションとは，人々が自らの健康をコントロールし，改善できるようにするプロセスとされている．そして，ヘルスプロモーションが意味しているのは包括的な社会・政治的プロセスであり，それは単に，個人的技能や能力の強化のための活動だけでなく，公衆衛生や個人の保健への悪影響を緩和するように社会，環境，経済的状況を変化させるような活動を含んでいる．ヘルスプロモーションは人々が，健康の決定因子をコントロールすることができ，それによって，健康を改善できるようにするプロセスである．ヘルスプロモーションアクションの維持には，住民自らの参加が欠かせないものであり，一人ひとりの主体性を重視している．

2. QOL

Quality of Life の略．「生活の質」と訳されることが多い．医療の場でも，治療効果を優先させるだけではなく，治療後も患者の生活の質がなるべく下がらないような治療を目指すことが重要となっている．健康日本21においても，寿命の長さだけでなく，その人らしく社会生活を営める状態，いわゆる健康寿命をのばそうと，QOL の向上が目的として掲げられている．

3. ノーマライゼーション

ノーマライゼーションとは，すべての人が人

── 疾病の進行過程 ──				
無 病 期		有 病 期		
第一次予防		第二次予防		第三次予防
健康増進	特異的予防	早期発見・即時処置	機能喪失阻止	リハビリテーション

図 6-1 Leavell，Clark による予防の考え方と適応段階

間として普通の生活ができるよう，ともに暮らし，ともに生きていくことを目指す社会がノーマル（正常）な社会であるという考え方である．ノーマライゼーションの理念を具体的に推進する考え方として，**バリアフリー**と**ユニバーサルデザイン**がある．

バリアフリーは，障害を除去するという意味である．障害のある人を前提に，その人にとっての障害であるものを排除しようという考え方である．

ユニバーサルデザインとは，調整または特別な設計を必要とすることなく，最大限可能な範囲ですべての人が使用することのできる製品，環境，計画およびサービスの設計をいう（【障害者の権利に関する条約第2条（定義）】より）．

ユニバーサルデザインは，できるだけはじめからバリアのないデザインにしようという考え方で，さまざまな障害がある人々にも便利であるだけではなく，外国の人，高齢者，子どもにも使いやすくしようというのがその趣旨である．

4. 国際生活機能分類〈ICF〉

国際生活機能分類（International Classification of Functioning, Disability and Health；**ICF**）は，2001年のWHO総会で改定された，人間と環境との相互作用を基本的な枠組みとして，人の健康状態を系統的に分類するモデルである．

人間と環境との相互作用を枠組みとして，個人の健康状態を系統的に分類．大きく「生活機能と障害」と「背景因子」の2分野がある．生活機能は，「心身機能・身体構造」「活動」「参加」の3要素から，背景因子は「環境因子」と「個人因子」の2要素からなる．障害（disability）は，構造の障害を含む「機能障害」「活動の制限」「参加の制約」のすべてを含む包括的な用語として用いられている．ICFは，これらすべての構成要素が相互に作用して人間の健康状態があるという見方をしている．

5. ソーシャルキャピタル

ソーシャルキャピタル（social capital）とは，人々の協調行動が活発化することにより社会の効率性を高めることができるという考え方のも

とで，人と人との結び付きを支える仕組み，すなわち信頼や規範，ネットワーク等，社会や地域コミュニティにおける人々の相互関係や結びつきを支える仕組みの重要性を説く考え方である．人間関係資本，社交資本，市民社会資本とも訳されるが，直訳の社会資本とは区別されている．

Ⅳ　健康づくり運動の変遷と現状

1. 健康日本21（第2次）

わが国では，第二次世界大戦以降，幾次にわたって健康増進対策がなされて，平成12年3月に第3次国民の健康づくり対策として「21世紀における国民の健康づくり運動（健康日本21）」が策定され，平成24年度まで続けられた．さらに，日本における健康対策の現状や健康日本21最終評価で提起された課題等を踏まえ，第4次国民健康づくり対策として平成24年7月，21世紀における第2次国民健康づくり運動〔健康日本21（第2次）〕（平成25～34年度）が策定された．

健康日本21（第2次）では，**健康寿命**（健康上の問題で日常生活が制限されることなく生活できる期間）の延伸と**健康格差**（地域や社会経済状況の違いによる集団間の健康状態の差）の縮小を生活習慣の改善や社会環境の整備によってわが国において実現されるべき最終的な目標に据えた．健康寿命の延伸は，わが国における高齢化の進展および疾病構造の変化を踏まえ，生活習慣病の予防，社会生活を営むために必要な機能の維持および向上等により実現する．また，健康格差の縮小は，あらゆる世代の健やかな暮らしを支える良好な社会環境を構築することにより実現するとしている．

これら2つの目標のもとに，①生活習慣病（がん，循環器疾患，糖尿病およびCOPD〈慢性閉塞性肺疾患〉）の発症予防と重症化予防の徹底（**NCDs**〈**非感染性疾患**〉の予防），②社会生活を営むために必要な機能の維持及び向上，③健康を支え，守るための社会環境の整備を置いた．そして，上記の基本的な方向を実現するために，栄養・食生活，身体活動・運動，休養，喫煙，飲

酒及び歯・口腔の健康に関する生活習慣及び社会環境の改善が重要である．そのため，生活習慣の改善を含めた健康づくりを効果的に推進するため，乳幼児期から高齢期までのライフステージや性差，社会経済的状況等の違いに着目し，こうした違いに基づき区分された対象集団ごとの特性やニーズ，健康課題等の十分な把握を行うこととした．

2. 健康増進法

2003 年 5 月 1 日より「国民みんなが元気で長生き！」を目指して健康増進法が施行された．この法律は国民の健康寿命を延ばし，生活の質の向上を実現するために 2000 年からスタートした「健康日本 21」をより強力に推進するものである．

この法律の基本理念として 3 つの柱がある．

1) 基盤整備

健康に関する調査・研究が活発に行われるような体制づくり，公共の場における受動喫煙防止対策を推進する．

2) 情報提供の推進

調査や研究成果を国民に役立つ情報として提供する．特に生活習慣病については，その元となる生活習慣（食生活・運動・休養・喫煙・飲酒・歯の健康）について広く情報提供する．

3) 生涯を通した保健事業の一体的推進

健診や健康づくり事業を行う主体を一貫させる．

また，この法律では，いままで法律上の規定がなかった「受動喫煙防止対策」の必要性が初めて法律に盛り込まれた．

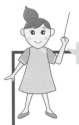

国試に出題されています！

問　障害者や高齢者が，できるだけ健常者と同じ生活が営めるようにしようという理念を表すのはどれか．1 つ選べ．（第 29 回/2020 年）

a　プライマリーケア
b　ノーマライゼーション
c　ハイリスクアプローチ
d　ヘルスプロモーション

答　b

SECTION 2　人口

地域人口は，人間集団の健康問題を対象とする公衆衛生の基盤である．

Ⅰ　世界の人口の推移

西暦	元年	2.5億人
	1650	5.5
	1900	16.5
	1930	20
	1975	40
	1990	53
	2000	61
	2010	69
	2020	77

急激な人口の増加

↑

衛生概念の向上（死亡率の低下）

Ⅱ　人口に関する統計

1．人口静態統計

ある時点（断面）での人口調査・規模・構造を把握．

1）国勢調査

1920年以降**5年ごとに調査**，10年ごとに大規模調査．当該年の10月1日に全数調査．

調査項目：氏名・性・年齢・国籍・配偶関係・
　　　　　世帯・住居関係など．

日本の人口〔2021（令和3）年〕

　　1億2,550万人

2）人口構造

（1）人口構造の指標（図6-2，3）

（2）人口ピラミッド

人口の性・年齢構造を示す．人口動態の結果でさまざまな形状を示す．

$$年少人口指数 = \frac{年少人口}{生産年齢人口} \times 100$$

$$従属人口指数 = \frac{年少人口 + 老年人口}{生産年齢人口} \times 100$$

$$老年人口指数 = \frac{老年人口}{生産年齢人口} \times 100$$

$$老年化指数 = \frac{老年人口}{年少人口} \times 100$$

図6-2　各指数の計算方法
年少人口：0〜14歳，生産年齢人口：15〜64歳．
老年人口：65歳以上

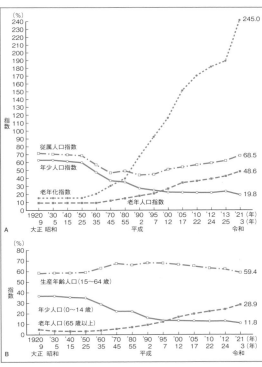

図6-3　年齢区分別構成割合（A）と各人口の指標（B）
（総務庁〈現総務省（以下同）〉統計局，各年国勢調査報告）

表 6-1　死因順位〔2021（令和 3）年〕

死因順位	死因	死亡数 （人）	死亡率 （人口 10 万対）	死亡総数 に占める 割合（%）
第 1 位	悪性新生物	381,497	310.7	26.5
2	心疾患	214,623	174.8	14.9
3	老衰	152,024	123.8	10.6
4	脳血管疾患	104,588	85.2	7.3
5	肺炎	73,190	59.6	5.1

（厚生労働省：人口動態統計．概数）

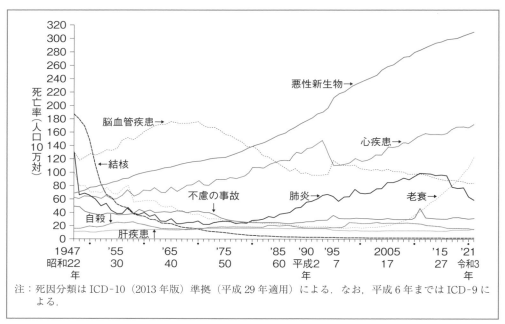

注：死因分類は ICD-10（2013 年版）準拠（平成 29 年適用）による．なお，平成 6 年までは ICD-9 による．

図 6-4　主要死因別にみた死亡率（人口 10 万対）の年次推移

（厚生労働省：人口動態統計）

2．人口動態統計

一定の期間（通常 1 年間）の人口の動きを収集し統計したもの．

1）人口動態統計

1 月 1 日から 12 月 31 日までの人口動態調査をしたもの．

調査対象項目：出生・死亡・婚姻・離婚・死産．

これらに関する届書により市町村長が，人口動態調査票を作成し，これに基づき厚生労働省が収集・集計する．

2）死亡

（1）死因の推移（表 6-1，図 6-4）

上位四死因で 60% 強を占める．

急性感染症 → 慢性感染症 → 生活習慣病

（2）65 歳以上死亡割合

：90.8〔2020（令和 2）年〕

（3）年齢調整死亡率（訂正死亡率）

集団の年齢構成の違いによって出てくる死亡率の差を除くために用いられる（日本では昭和 60 年人口モデルが標準）．

（4）乳児（1 歳未満）死亡

1.8/1,000〔2020（令和 2）年出生〕，世界 1

位.

(5) 死産

満12週以降の死児の出産.

死産＝人工死産＋自然死産

人工死産（母体保護法による22週未満のもの）

(6) 周産期死亡

妊娠22週以降の死産＋生後1週未満の早期新生児死亡→母体の健康状態に依存.

2.1/1,000〔2020（令和2）年〕

3）再生産

(1) 合計特殊出生率（粗再生産）

1.30〔2021（令和3）年〕.

1人の女性が再生産年齢（15～49歳）の間に産む男女の子どもの数.

(2) 総再生産率

0.65〔2020（令和2）年〕.1人の女性が再生産年齢の間に産む女の子どもの数.

(3) 純再生産率

0.64〔2020（令和2）年〕.1人の女性が再生産年齢の間に産む女の子どもが再生産年齢の終わるまでの死亡を考慮したもの.

Ⅲ 生命表

生命表とは，一定期間における人口集団が年齢とともに生存数を減じていく過程を，各種生命表の関数によって表現したもの．生命表の関数には，死亡率，生存数，死亡数，定常人口，**平均余命**がある．また，特に0歳の平均余命を**平均寿命**といい，保健衛生福祉水準の総合指標として，国際間の比較にもよく使われる．また，最近では平均寿命の長短ではなく，健康障害のない状態での寿命を延ばすことが，大切であるとの考えから，健康寿命の概念が取り入れられている．

1. 平均余命

平均余命は，ある年齢の人々が，その後何年生きられるかという**期待値**のことである．

2. 健康寿命

平均寿命が，あと何年生きられるかを示す指標であるのに対して，健康寿命は自立した状態で，健康に暮らせる期間を示す指標と位置づけられている．これは，「Healthy Life Expectancy」（HLE）の訳語で，健康的な生活をあと何年過ごすことができるかということの推計値で，要介護状態で日常生活に支障をきたす期間を算出して，寿命から引いた値である．

3. 日本人の平均寿命

男81.56歳，女87.71歳（令和2年）.

Ⅳ 日本の人口の少子化・高齢化の問題点

わが国における少子・高齢化は，ほかの先進国と比べてそのスピードが非常に早く，従来の社会制度のままではさまざまな問題が生じる．

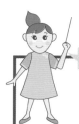

国試に出題されています！

問　現在の我が国の人口問題で正しいのはどれか．1つ選べ．
（第30回/2021年）

a　健康寿命は短縮している．
b　高齢者の割合は増加している．
c　出生数が死亡数を上回っている．
d　人口の構造はピラミッド型である．

答　b

I 地球環境と健康

1. 環境基本法の制定

国内における公害対策を目的として公害対策基本法（1967年）が制定されたが，近年の環境問題は健康や生活環境の被害と自然環境の破壊をともにもたらすようになってきた．そのような状況から，地球規模での環境保全や生態系保護を目的として**環境基本法**（1994年）が制定された．

2. 地球規模での環境問題

1) 地球の温暖化

人間活動に伴って発生する二酸化炭素，フロンやメタン等の温室効果ガスによる地球の温暖化が進んでいる．温暖化は気象，農作物の収穫，感染症分布などに影響を与える．地球温暖化対策の取り組みとしては，京都議定書（1997年）やパリ協定（2015年）などがある．

2) オゾン層の破壊

さまざまな用途で用いられているフロンが，成層圏のオゾン層を破壊することが明らかにされた．その結果，有害な紫外線（特に波長が280〜315 nmのUV-B）の地表への到達量が増加し，皮膚がん，白内障や免疫機能の低下のなどの健康影響，さらには生態系への悪影響が危惧されている．

3) 酸性雨

酸性雨は窒素酸化物や硫黄酸化物などが大気中で酸素や水蒸気と反応して生じる．日本ではpHが5.6以下の雨をさしている．酸性雨は農作物や建築物への被害，河川や湖沼の酸性化，土壌の酸性化による毒性金属の溶出などさまざまな影響をもたらしている．

4) 砂漠化

砂漠化とは農耕地や遊牧地の乾燥化により土地の生産力が低下することをいう．家畜の過放牧，過耕作，薪炭材の過剰採取などによる人為的要因と，温暖化現象などが関係している．

II 生活環境と健康

人の健康と生活環境とのかかわり合いは古くから知られている．生活環境のように人を取り巻く環境は**外部環境**ともよばれ，これに対して人の身体のなかの環境を**内部環境**という．人は外部環境の作用に意識的あるいは無意識的に反応して内部環境を調節し，健康を維持している．生活環境は一般に**自然的環境**と**社会的環境**に分けられる（**図6-5**）が，ここでは主に自然的環境について述べる．

1. 空気

大気の下層部分である対流圏（地上10〜20

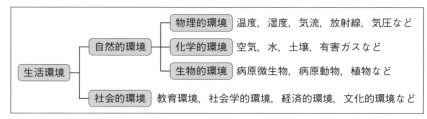

図6-5　生活環境

表6-2 空気の組成

	体積百分比	
酸　素	20.93	%
窒　素	78.10	
アルゴン	0.9325	
二酸化炭素	0.03	
ネオン	0.0018	
ヘリウム	0.0005	
クリプトン	0.0001	
キセノン	0.000009	

表6-3 酸素濃度と生体反応（常圧時）

酸素濃度	生体反応
60%以上	呼吸，脈拍，血流の減少（酸素中毒）
16〜50%	正常範囲
11〜12%	呼吸困難（低酸素血症）
7%以下	死亡

km まで）における空気の組成はほぼ一定で，0℃，760 ヘクトパスカル（hPa），乾燥状態では**表6-2**のとおりである．このほか1〜5％の水蒸気やさまざまな塵埃などが含まれている．

1）酸素

酸素はほとんどすべての生物にとって不可欠な気体であり，生物の呼吸や物質の燃焼によって消費される一方で，植物の同化作用によって供給される．人が長期間生存可能な酸素濃度はおよそ16〜50％といわれており，この範囲外では**酸素欠乏**や酸素中毒が発生する（**表6-3**）．産業保健上では酸素濃度が18％以下を酸素欠乏としている．酸素欠乏は高空，高山，坑内，古井戸内，マンホールなどで起こることがある．酸素中毒は一般的に純粋な酸素を高圧下で吸入したときに発生し，未熟児網膜症などが知られている．

2）窒素

空気中の窒素は常圧では生理的に不活性のガスであるが，**減圧症**や**潜函病**と関連があるとされている．

3）二酸化炭素（CO_2）

二酸化炭素（炭酸ガス）は生物の呼吸や物質の燃焼によって発生する．人の呼気中にはおよそ4％含まれている．二酸化炭素の毒性は一般に低いが，**室内空気の汚染の指標**として用いられている．建築基準法や厚労省の建築物環境衛生管理基準では，室内二酸化炭素濃度の基準を**0.1％（1,000 ppm）以下**と定めている．

4）一酸化炭素（CO）

一酸化炭素は物質の燃焼，特に不完全燃焼の際に発生する無色，無臭の空気よりやや軽い有毒ガスである．自動車の排気ガス，タバコの煙中などに多く含まれている．一酸化炭素は赤血球中のヘモグロビン（Hb）と親和性が高く，酸素との親和力に比べて200〜300倍の強さである．したがって一酸化炭素中毒の本態は酸素欠乏による障害であり，酸素欠乏に弱い中枢神経系に強く現れやすい．

5）塵埃・粒子状物質（SPM：Suspended Particulate Matter）

塵埃は一般に空気中に浮遊している粒状物をいう．それらのうち，粒子径が10μm以下のものは**浮遊粒子状物質**（SPM）あるいはエアロゾルとよばれる．SPMは微小なため空気中に比較的長く浮遊しており，肺や気管に沈着して呼吸器に悪影響を与える．SPMの中でも粒子径が2.5μm以下のものは**PM2.5**と呼ばれ，呼吸器や循環器への影響が懸念されている．塵埃・粒子状物質の人体に対する有害作用はそれらの物理的および化学的性質と関係している．粒子径ではおよそ0.1〜5μmのものが吸入されやすく衛生学的に問題となる場合が多い．塵埃による健康障害として塵肺症が知られている．

2. 水

水はすべての生物の生存に必須であり，人では体重の60〜70％が水分である．その10％を失えば脱水症状を起こし，20〜23％を喪失すれば生命の危険が生じる．体内の水分は日ごと新陳代謝されるため，排出された水分量だけ補給しなければならない．正常状態での成人の1日あたりの水分排泄量は主に尿として1〜2L，呼気および発汗による不感蒸泄として0.7〜0.9Lで合計2〜3Lとなる．この水分量が**生理的必要水量**である．

また，人は体内に摂取する水以外に炊事，洗濯，入浴や農業・工業用水など広い用途で水を

利用しており，これらを生活必要水という．わが国の令和2（2020）年度末の1人1日平均給水量は約332 L（水道統計，日本水道協会）である．

1）水系感染症

病原微生物に汚染された水を介して発生する感染症を水系感染症といい，赤痢，腸チフス，コレラなどの消化器系感染症が多い．寄生虫病やA型肝炎の流行例もある．

【水系感染症の特徴】
①爆発的に流行する
②給水地域と患者発生地域が一致する
③性，年齢，職業による差はないが乳児は罹患しないことが多い
④一般に致命率は低く，二次感染も少ない

2）上水道

（1）浄水法

わが国の上水道の水源は河川と湖沼で約70%を占めている．浄水操作は基本的には沈殿→濾過→消毒の順で行われる．沈殿，濾過時に凝集薬品（硫酸ばん土など）を使用する方法を急速濾過法，普通沈殿・濾過を行うものを緩速濾過法という．現在，消毒には塩素が最も多く用いられている．わが国では急速濾過法による浄水法が一般に行われているが，本法は緩速濾過法に比べ短時間で大量の水を浄水することができ，都会や寒冷地に適しているがコストは高くなる．令和2（2020）年度末の上水道普及率は98.1%である．

（2）水道水の水質基準

人の健康維持のためには安全な水を供給することが重要である．このため水道法により水質基準が定められており，現在，51項目について基準値が設定されている（**表6-4**，令和2年4月1日施行）．

3）下水道

下水道法では「人の生活，あるいは事業に伴う排水および雨水」を下水と定義している．わが国の公共下水道普及率は欧米先進諸国に比べかなり低く，令和2（2020）年度末で80.1%である．

表6-4　水道水の水質基準

1．一般細菌	1 mL 中の集落形成数が100以下であること	
2．大腸菌	検出されないこと	
3．カドミウム及びその化学物	0.003 mg/L 以下であること	
4．水銀及びその化学物	0.0005 mg/L 以下であること	
5．シアン化物，イオン及び塩化シアン	0.01 mg/L 以下であること	
6．硝酸性窒素及び亜硝酸性窒素	10 mg/L 以下であること	
7．フッ素及びその化学物	0.8 mg/L 以下であること	
8．pH 値	5.8以上8.6以下であること	
9．味	異常でないこと	
10．臭気	異常でないこと	
11．色度	5度以下であること	
12．濁度	2度以下であること	

（水道法に基づく厚生労働省令，抜粋）

（1）下水処理法

下水処理は下水中の有機物質の分解，病原性微生物の除去を目的としており，嫌気的処理法と好気的処理法に大別できる．

嫌気的処理法（嫌気性微生物を利用）
　：腐敗槽，イムホフ槽
好気的処理法（好気性微生物を利用）
　：濾床法，活性汚泥法

このうちわが国で広く普及しているのは**活性汚泥法**である（**図6-6**）．

（2）放流下水の水質指標

【放流下水に関する主な水質基準項目（下水道法施行令）】
①生物化学的酸素要求量（BOD）
②化学的酸素要求量（COD）
③溶存酸素（DO）
④浮遊物質（SS）
⑤pH
⑥一般細菌，大腸菌群数

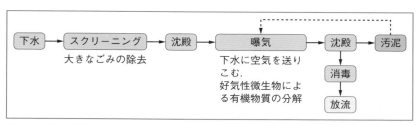

図6-6　活性汚泥法の基本的プロセス

3. 温熱環境

　人の体温はほぼ一定に保たれている．これは体内における熱産生量と体外への放熱量がうまく調整されているからである．人体の**放熱経路**には**輻射**，**伝導**（対流を含む），**蒸発**の3経路があり常温では輻射と伝導の割合が多いが，気温が高くなると発汗が始まり，一般に蒸発による放熱の割合が増加する．人体の放熱は気温，気湿，気流や輻射熱などの温熱因子に大きな影響を受ける．

1）気温

　気温は体温調節に大きな影響を与える．測定には，一般に水銀寒暖計やアルコール寒暖計が用いられるが，気湿，気流や輻射熱の影響を受ける場合もある．

2）気湿

　気湿とは空気中の水蒸気含有量のことで，**絶対湿度**や**相対湿度**などがある．通常は乾球温度と湿球温度との差から求める相対湿度が用いられており，測定にはアウグスト乾湿計が広く使用されている．この測定法は気流や輻射熱の影響を受けやすいため，一定気流下で輻射熱が直射しないような状態で測定できるようにつくられたのがアスマン通風乾湿計である．

3）気流

　気流とは空気の動きのことで，体熱放散に関係することから人の温冷感を左右する．一般に気流が大きいほど体熱放散も大きいことから，実際よりも気温を低く感じる．気流の測定には風車風速計や熱線風速計などが用いられる．

4）輻射熱

　輻射熱の本体は**赤外線**で，直射日光や高温熱源からの輻射熱は気温や気湿以上に人体に強い影響を与える．輻射熱の測定に最もよく用いられているのは銅の薄板でつくられた黒球寒暖計（グローブサーモメーター）である．

5）温熱の総合指標

　人の温冷感は気温，気湿，気流，輻射熱などの温熱因子により影響を受ける．これらを組み合せた温熱指標として次のようなものがある．

（1）カタ冷却力

　カタ冷却力は気温，気湿，気流の3温熱因子が総合して人体から熱を奪う力を測定することにより，その場所の空気の人体へ及ぼす冷却力を示そうとするものである．カタ冷却力はカタ寒暖計で測定する．カタ冷却力には乾カタと湿カタがあるが，人体にみたてた寒暖計が人体に比べて非常に小さいことから気流の影響を強く受ける．この性質を利用して室内の微気流の測定に用いられている．

（2）不快指数（DI，Discomfort Index）

　暑さによる不快度を表す指数で，気温と気湿から求める．気流の影響が加味されていないのが欠点である．測定場所の乾球温度を t（℃），湿球温度を t'（℃）とすると，

$$DI = 0.72 (t + t') + 40.6$$

で求められる．

　表6-5 にアメリカ気象台による不快指数と不快訴え者率を示したが，両者の関係は地域や民族により異なり，同一の不快指数ではアメリカ

**表6-5　不快指数と不快訴え者率
（アメリカ気象台による）**

不快指数	訴え者率（％）
70	10
75	50
80	100
85	休業が望ましい

VI編　環境・社会と健康

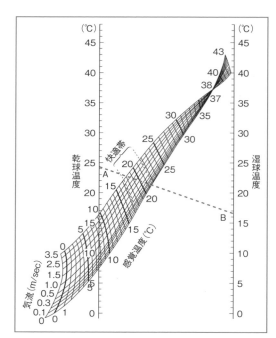

図6-7 感覚温度図表（上衣をつけた場合，軽労作）

人よりも日本人のほうが不快と感じる人の割合が低い．

（3）感覚温度（実効温度ET, Effective Temperature）

感覚温度はある温熱条件と同じ体感温度を感じるような相対湿度100％，無風の場合の気温である．実際には気温，気湿，気流を測定し，感覚温度図表（**図6-7**）から求める．たとえば感覚温度が20℃というのは気温20℃，相対湿度100％，気流0と同じ温熱感覚を与えるものである．感覚温度には輻射熱の影響が考慮されていないため，乾球温度の代わりに黒球温度を用いたものが訂正感覚（実効）温度（CET, corrected effective temperature）である．

（4）暑さ指数

暑さ指数は，気温，気湿および輻射熱から求めるもので，最近では熱中症予防の指標として用いられている．簡易な測定器具が市販されている．

4．気候

大気の状態とそのなかで起こる諸現象を気象といい，ある特定地域の平均的な気象現象を気候という．気候は人の健康に直接的あるいは間接的に影響を及ぼしており，両者の関係を研究する分野を気象医学あるいは気候医学とよんでいる．さらに広く生物を対象とするのが生気象学である．ある特定の気象条件下で起こりやすい疾病を一般に**気象病**とよんでおり，気管支喘息，脳卒中，関節リウマチ，神経痛などがあげられる．また，食中毒や花粉症の発生も気象条件と関連があることが知られている．

5．環境への適応と居住環境

住居と衣服は人をさまざまな自然環境から保護する重要な役割をもっていることから，ともに健康とのかかわり合いは深い．

1）環境への適応

衣服を着用する目的として体温調節，身体の保護，身体の清潔保持，装飾などがあげられる．

衛生学的に重要な衣服材料の性質として，①比重，②含気性，③保湿性，④吸湿性，⑤通気性，⑥燃焼性などがある．

2）住居の衛生学的要件

住居は心身ともにくつろげる場所であることが基本であるが，構造および設備上の衛生学的要件としては次のような項目があげられる．

（1）防湿，採光，換気，防暑・防寒
（2）上水，下水，生活廃棄物処理
（3）保安および清掃の利便
（4）自然災害に対する安全性

6．放射線

放射線は生体内で電離を起こさない**非電離放射線**（紫外線，可視光線，赤外線，マイクロ波，レーザー光線など）と電離を起こす**電離放射線**（α線，β線，γ線，X線，中性子線など）に大別される．

1）非電離放射線
（1）紫外線

波長が約10〜400 nmの電磁波を紫外線というが，太陽から到達するものは高山で270 nm，都市部で290 nmが最短波長である．生体に特に影響を与える波長をもつ紫外線をドルノー線（290〜310 nm）という．紫外線の皮膚透過度は弱く，ドルノー線は普通ガラスをほとんど通過

しない．近年，われわれの使用しているフロン
ガス等によってオゾン層が破壊されていること
が明らかにされた．このため地上に到達する有
害紫外線（波長が約 320 nm 以下）が増加傾向
にあり，これによる健康障害が危惧されている．
紫外線は**光化学オキシダント**の発生にも関与し
ている．

【紫外線の生体作用】
①皮膚紅斑作用（色素沈着）
②ビタミン D の生成
③殺菌作用
④角膜，結膜，虹彩の炎症（雪眼炎，電気性眼
　炎）
⑤新陳代謝の促進
　熱作用はないことに注意

---

(2) 赤外線

波長が約 760 nm～1 mm 以上の電磁波が赤外
線で，透過性が高く熱作用を有している．過度
の照射は皮膚の火傷や白内障を引き起こす．

(3) 可視光線

可視光線は波長が約 380～800 nm の電磁波で
光や色を与えている．

(4) マイクロ波

約 1 mm～1 m の波長の電磁波をマイクロ波
といい，通信，医療，熱接着，家庭用電子レン
ジなどに幅広く応用されている．マイクロ波の
作用は熱作用であるが，赤外線よりも身体に対
する透過度が強く，中枢神経系，循環器系，眼
に対する影響が報告されている．

(5) レーザー光線

レーザー光線は特殊な発振器でつくられる約
100 nm～1 cm の波長をもつ人工光線で，通信，
切断，医療などに幅広く応用されている．生体
に対する主な作用は局所的な組織の加熱作用
で，網膜障害や皮膚の火傷を引き起こす．

2) 電離放射線

電離放射線はきわめて波長が短く，地殻や宇
宙からの自然放射線と人工放射線がある．自然
放射線が人体に及ぼす影響はほとんどない．人
工放射線は医療や産業の場で利用されている
が，大量の被曝はさまざまな健康障害を引き起
こす．急性被曝による健康障害としては，胃腸

表 6-6　主な大気汚染物質

汚染物質	主な発生源
二酸化硫黄	硫黄分を含む石油・石炭の燃焼
一酸化炭素	自動車排出ガス
二酸化窒素	化石燃料の燃焼，自動車排気ガス
浮遊粒子状物質	工場，事業場のばい煙，ディーゼル自動車排出ガス
光化学オキシダント（二次汚染物質）	窒素酸化物や炭化水素類に紫外線が作用して生成

障害，造血機能障害，生殖機能障害など，慢性
被曝では白血病，悪性新生物，白内障などがそ
れぞれ知られている．

Ⅲ　環境保全・公害防止

1. 環境保全行政

人間の活動は時として環境汚染や公害をもた
らしてきた．環境汚染や公害対策を目的とした
わが国最初の法律は，昭和 42（1967）年に制定
された公害対策基本法であり，同法に基づきさ
まざまな環境基準が設定された．昭和 46(1971)
年には環境庁（現・環境省）が設置され，公害
防止や自然保護など環境保全行政の一元化が図
られた．平成 5（1993）年には，公害対策基本
法と自然環境保全法が統合された形で，地球環
境を視野に入れた法律として環境基本法が制定
された．

2. 公害の定義（環境基本法）

公害とは事業活動その他の人の活動に伴って
生ずる相当範囲にわたる大気の汚染，水質の汚
濁，土壌の汚染，騒音，振動，地盤の沈下およ
び悪臭によって，人の健康または生活環境にか
かわる被害が生じることをいう．

1) 大気汚染

代表的な大気汚染物質を**表 6-6** に示す．

【大気汚染による健康障害の事例】
横浜・四日市ぜん息（硫黄酸化物）
呼吸器刺激症状等（光化学オキシダント）

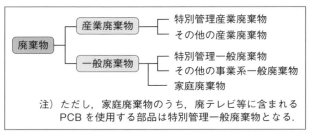

図 6-8　廃棄物の区分

2）水質汚濁

　カドミウムなどの人の健康にとって有害な物質については，ほぼ環境基準が達成されているが，BOD，COD などの生活環境の保全に関する項目については改善されていない水域も多い．

> 【水質汚濁による健康障害の事例】
> 水俣病（水俣湾および新潟県阿賀野川，メチル水銀）
> イタイイタイ病（富山県神通川，カドミウム）

3）土壌汚染

　土壌の汚染は大気汚染や水質汚濁に由来する．最近，カドミウムやクロムなどの重金属やその他の金属，有機塩素系，有機リン系の農薬，PCB などによる土壌汚染が全国的に問題となっている．

4）騒音

　公害のうちで苦情件数が多かったが，減少傾向にある．騒音の発生源は多種多様であるが，工場・事業場が最も多い．近年，飲食店などの営業騒音や家庭のピアノ，クーラー音などのいわゆる近隣騒音が問題になっている．また，100 Hz 以下の低周波音に対する苦情も発生している．

5）振動

　発生源は工場・事業場，建設作業，道路交通などで発生件数は減少傾向にある．

6）地盤沈下

　地盤沈下の最大原因は地下水の過剰汲み上げである．かつては一部の地域に限局していたが最近では全国的に多数分布しており，依然断続的に続いている地域もある．

7）悪臭

　悪臭防止法および同政令によって，アンモニアやメチルメルカプタンなどの「特定悪臭物質」が定められている．苦情件数は増加傾向からおおむね減少傾向に転じている．

Ⅳ　廃棄物処理

　わが国の廃棄物発生量は年々増加しており，その種類も多様化している．一方では廃棄物処理施設の確保が困難な状況にあり，今後は廃棄物の減量化や再生の推進が重要な課題である．**廃棄物処理**は「廃棄物の処理及び清掃に関する法律」（通称，**廃棄物処理法**）に基づいて行われており，この法律で「廃棄物とは，ごみ・粗大ごみ・燃えがら・汚泥・糞尿・廃油・廃酸・廃アルカリ・動物の死体・その他の汚物または不要物であって，固形状または液状のものをいう」と定義されている．

　廃棄物は**一般廃棄物**（ごみや糞尿）と**産業廃棄物**とに区分され（**図 6-8**），一般的な日常生活で排出される廃棄物（生活廃棄物）は前者に該当する．産業廃棄物の排出量を種類別にみると汚泥が最も多く毎年 40％ 前後を占めている．

　廃棄物処理の責任は一般廃棄物が市町村，産業廃棄物が排出事業者となっている．

　また，医療関係機関から排出される廃棄物を**医療廃棄物**とよんでいるが，WHO は次の 8 項目に分類している．①一般廃棄物，②病理系廃棄物，③感染性廃棄物，④損傷性廃棄物，⑤化学系廃棄物，⑥薬剤系廃棄物，⑦放射性廃棄物，⑧爆発性廃棄物．

SECTION 4

疫学

Ⅰ　疫学の定義

　疫学とは人間集団を対象に，健康から疾病に至る連続事象を調査して，事実を観察・記録し，それにかかわる因子を明らかにする．そして，疾病の予防や健康の増進に寄与しようとするものである．

Ⅱ　疫病・異常の発生要因

1.　宿主要因

　性，年齢，人種，遺伝，体型，生理的条件など．

2.　病原要因

　物理（騒音・放射線・温度・湿度など），化学（化学物質），生物（細菌・ウイルス・真菌などの病原体），心理要因．

3.　環境要因

　生態，社会，時間，地理的要因．

Ⅲ　健康・疾病・異常の指標

　疾病の発生・流行状態を表す指標には罹患率（発生率），有病率がある．両指標ともに単位人口（10万人あたり，1,000人あたり，100人あたり）に対する割合で求める．

1.　罹患率

　罹患率（Incidence）とは，一定期間内に新たに発生した患者の，単位人口に対する割合で，一定期間内とは，年や月，週などである．
　【例】　ある年の1年間に保健所に届け出のあった，新たに発生した結核の患者は，3万6千人であった．日本の人口を1億2千万人とすれば，罹患率（人口10万人対）は，
　　I＝(36,000/120,000,000)　×　100,000＝30.0　となり，
「その年のわが国における結核罹患率は，人口10万人当たり30.0である」となる．

2.　有病率

　有病率（Prevalence）とは，一時点における疾病異常者の単位人口に対する割合である．
　【例】　ある町で，高血圧の検査を実施したところ，受診者2,000人のうち高血圧者は200人であった場合の高血圧有病率（％）は，
　　P＝(200/2,000)×　100＝10.0
であり，「この町における検査時の高血圧有病率は10.0％である」ということになる．

Ⅳ　疫学の研究方法

　研究者自身が集団に対して意図的に介入し，割付を行うか否かという点に基づき，観察研究と介入研究という2つに分類する．

1.　観察研究

　研究とは独立して，曝露が行われている．
　観察研究には，記述疫学と分析疫学がある（p.132も参照）．

1)　記述疫学

　疾病の疫学特性を人，場所，時間別に観察し，記述する研究で，結果に基づき，発生要因の仮説設定を行う．

2)　分析疫学

　記述疫学などから得られた，関連があると疑われた要因（仮説要因）と疾病との統計学的関連を確かめ，要因の因果性を推定する．仮説の検証を主な目的とする．主な分析疫学の手法は以下の通り．

Ⅵ編　環境・社会と健康

(1) コホート研究

対象となる疾病に罹患していない被験者を対象として，特定の要因に曝露した集団と曝露していない集団を追跡し，対象となる疾病の発生率を比較することで，要因と疾病発生の関連を調べる研究方法.

(2) 患者対照研究（症例対照研究）

対象となる疾病に罹患している被験者群とその疾患に罹患していない対照群を比較し，仮説で設定された要因に曝露した状況を比較する研究方法.

2. 介入研究

研究目的で，対象が分けられる. 分析疫学によって疾病との因果関係の推理がなされた要因について，介入をして集団を一定期間観察し，疾病の増減を実験的に確かめる研究方法.

3. 臨床疫学

臨床疫学とは健康な市民から病院に入院して治療する患者まで，すべての人間の健康や病気について，頻度や診断，検査，治療，予後などのあらゆる疑問（クリニカルクエスチョン）を解決するために，**集団を対象**に疫学的方法を用いて**分析を行い**，社会や診療現場で役立つ情報を**科学的に導き出す**学問である. 臨床研究は人を対象とし，医療において実施される医学系研究（介入研究も含む）であり，臨床疫学とは異なる.

Ⅴ 調査方法

1. 調査集団の把握

1) 全数調査

時間・費用に問題.

2) 標本調査

(1) 無計画抽出：母集団の推定が困難.

(2) 有意抽出：主観的になりがち.

(3) **無作為抽出**：対象の抽出機会が等しい.

　　＜種類＞　　　　→母集団の抽出

　　単純無作為抽出

　　系統的抽出

　　層化（層別）抽出

　　多段抽出

2. 調査方法

1) 横断研究（断面研究）

ある一時点における調査──有病調査

2) 縦断研究

時間的に連続して調査──発病調査

3) 前向き研究

発生する事象を観察していく研究方法.

4) 後向き研究

すでに発生した事象について観察していく研究方法.

Ⅵ 根拠に基づいた医療〈EBM〉

1. EBM

"Evidence-based Medicine" の略で，「根拠に基づく医療」と呼ばれている. 1991年にカナダのガヤットが提唱し，世界中に広がった. EBMで重視している「根拠」は，臨床で実際に多数の人間で有効性や安全性を確かめた研究の成果である. EBMは，こうした「最善の根拠」を基に，それに「臨床家の専門性（熟練，技能など）」，そして「患者の希望・価値観」を考え合わせて，よりよい医療を目指そうとするものである.

2. システマティックレビュー，メタアナリシス

システマティックレビュー，メタアナリシスとは，文献をくまなく調査し，そのデータを総括して評価した科学論文のことをいう. 両者は同じ意味で使われることもあるが，システマティックレビューは定性的で網羅的な評価であるのに対し，メタアナリシスは統計解析法を用いた定量的な評価であることから，同一であるとは言い難い部分もある.

Ⅶ スクリーニング

スクリーニングとは，迅速にできる試験・検査などによって，自覚症状のない疾病などを，仮に分けること.

1．集団にスクリーニング検査を使用するための条件

(1) 有効性（特異度・敏感度）が高い．

(2) 信頼性（再現性：どこでだれがやっても同じ結果）が高い．

(3) 費用が安く，簡便であり，被検者に危険や苦痛を与えないこと．

2．有効性の評価の指標（表6-7）

(1) **敏感度**：有病者を陽性と判定する確率．

$$敏感度＝\frac{a}{a＋c}$$

(2) **特異度**：健康者を陰性と判定する確率．

$$特異度＝\frac{d}{b＋d}$$

表 6-7　検査結果と疾病の有無の関連

		疾病の有無		
		有病者	健康者	
検査結果	陽　性	a	b	a＋b
	陰　性	c	d	c＋d
		a＋c	b＋d	a＋b＋c＋d

Ⅷ　国家統計（表6-8）

表 6-8　国家統計

	全数調査		標本調査	
基幹統計調査	国勢統計	5	患者調査	3
	人口動態統計	1	国民生活基礎調査	3①
	医療施設調査（静態調査）	3		
一般統計調査	医師・歯科医師・薬剤師統計	2	国民健康・栄養調査	1
			歯科疾患実態調査*	5

数字は何年ごとかを示す．①は大規模調査の行われない年に小規模調査を行う．

* 本調査は6年ごとに実施されていたが，平成28年度から5年ごとに実施することになった．

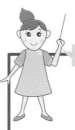

国試に出題されています！

問　前向きコホート研究と比較した患者対照研究の特徴はどれか．1つ選べ．（第31回/2022年）

a　信頼性が高い．
b　労力が大きい．
c　研究期間が長い．
d　稀な疾患に適している．

答　d

I 感染症の成り立ちと予防

1. 感染と発症

感染とは病原体が宿主の体内に侵入して，発育または増殖することをいい，症状の発現した状態を発症（発病）とよぶ．感染と発症までの期間を潜伏期という．感染して発症する場合を顕性感染，感染しても発症に至らない状態を不顕性感染という．また，臨床症状はないが特定の病原体をもつ感染者を保菌者あるいはキャリアとよぶ．

2. 感染症の発生，流行の三大要因

【三大要因】
①感染源，②感染経路，③宿主の感受性

三大要因がすべてそろってはじめて感染症が発生，流行する．したがって感染症の予防にはこれら3つの要因のどれか，またはすべてを取り除くことが有効である．

II 感染症の予防

1. 感染源対策

【感染源となるもの】
①患者
②保菌者（病後または回復期保菌者，潜伏期保菌者，無症状保菌者または健康保菌者）
③接触者
④病原体保有動物
⑤病原体の存在する土壌

感染源のうち，病的意識がないまま病原体を排出する保菌者には，特に注意を要する．

1) 保菌者に注意を要する感染症

(1) 病後または回復期保菌者：腸チフス，ジフテリア，赤痢など
(2) 潜伏期保菌者：麻しん，百日咳，ポリオ，ジフテリア，流行性耳下腺炎など
(3) 無症状または健康保菌者：コレラ，赤痢，B型肝炎，ジフテリアなど

感染源対策はその除去が基本であるが，具体的には常在感染症に対しては患者の発見・届出・隔離の励行，外来感染症に対しては**検疫**(検疫法) による国内への侵入防止がある．

わが国においては，約100年前より伝染病予防法等により伝染性の高い感染症に対する対策を講じてきた．しかし，いわゆる新興感染症や再興感染症の出現など，感染症をめぐる状況がきわめて大きく変化してきた．そこで，従来の伝染病予防法，性病予防法，後天性免疫不全症候群の予防に関する法律を廃止し，新たに「感染症の予防及び感染症の患者に対する医療に関する法律」(**感染症法**) が平成10年10月2日に公布された（平成11年4月施行）(**表6-9**).

2. 感染経路対策

感染症により病原体の排出経路が異なることから，それぞれの感染経路を踏まえた対策を講じる必要がある．病原体の伝播様式は直接伝播と間接伝播に大別できる．

1) 直接伝播

直接接触（性病，狂犬病など），直接投射（呼吸器感染症など），胎盤感染または垂直感染（先天梅毒や風しんなど）がある．

2) 間接伝播

媒介物感染（汚染された器物や飲食物などを介した感染：水系感染や食物感染など），媒介動物感染(機械的感染，生物学的感染)，空気感染(飛沫核感染，塵埃感染)がある．

表 6-9　感染症の種類（感染症法に基づく分類一部を抜粋）

分類	感染症名
1類（7）	エボラ出血熱 クリミア・コンゴ出血熱 痘そう 南米出血熱 ペスト マールブルグ病 ラッサ熱
2類（7）	急性灰白髄炎（ポリオ） 結核 ジフテリア 重症急性呼吸器症候群（SARS） 中東呼吸器症候群（MERS） 鳥インフルエンザ（H5N1, H7N9）
3類（5）	コレラ 細菌性赤痢 腸管出血性大腸菌感染症 腸チフス パラチフス
4類（44）	E型肝炎　　　　A型肝炎 黄熱　　　　　　Q熱 狂犬病　　　　　炭疽 鳥インフルエンザ（H5N1, H7N9を除く） ボツリヌス症　　マラリア 野兎病 その他の感染症（省令で規定）
5類（49）	インフルエンザ（鳥インフルエンザおよび新型インフルエンザ等感染症を除く） ウイルス性肝炎（E型肝炎およびA型肝炎を除く） クリプトスポリジウム症，後天性免疫不全症候群（AIDS） 性器クラミジア感染症 梅毒，麻しん メチシリン耐性黄色ブドウ球菌感染症 その他の感染症（省令で規定）
新型インフルエンザ等感染症	新型インフルエンザ 再興型インフルエンザ 新型コロナウイルス感染症 再興型コロナウイルス感染症
指定感染症	政令で1年間に限定して指定された感染症
新感染症	【当初】 都道府県知事が厚生労働大臣の技術的指導・助言を得て個別に応急対応する感染症 【要件指定後】 政令で症状等の要件指定をした後に1類感染症と同様の扱いをする感染症

※（　）内の数字は感染症数

（令和3年3月）

3. 感受性対策

　病原体が宿主の体内に侵入した場合，宿主に感受性がなければ感染は成立しない．感受性のない状態を抵抗力があるといい，特定の感染症に関係する微生物，毒素に対して特異的な作用を示す抗体か細胞を保有することによる抵抗力を免疫という．感染や予防接種によって成立するものを後天免疫または獲得免疫という（**図6-9**）．感受性対策は個体抵抗力の保持，増強が基本であり，特異的な方法として予防接種，免疫血清，γグロブリンの使用などがある．

1）ワクチンの種類

（1）不活化（死菌）ワクチン：百日咳，インフルエンザ，日本脳炎，コレラ，狂犬病など

（2）生ワクチン：急性灰白髄炎（ポリオ），BCG，麻しん，風しんなど

（3）トキソイド：ジフテリア，破傷風など

（4）mRNAワクチン：新型コロナウイルス感染症（COVID-19），予防接種法の改正による特例

【定期予防接種の対象となっている疾病】
A類：ジフテリア，百日咳，ポリオ，麻しん，風しん，日本脳炎，破傷風（以上予防接種法），結核（結核予防法）
B類：インフルエンザ（高齢者，予防接種法）

Ⅲ　主な感染症

1. わが国における感染症の最近の動向

　第二次大戦後，医学・薬学の進歩，公衆衛生や生活水準の向上などにより多くの感染症の発生はかなり減少した．しかしながら最近，日本人の海外旅行の急増により輸入感染症が増加している．さらに後天性免疫不全症候群（AIDS）や成人T細胞白血病（ATL）のようなレトロウイルス感染症，性行為感染症（STD），院内感染症などが注目されてきている．

【最近の院内感染原因菌】
黄色ブドウ球菌，緑膿菌，セラチアなど

　院内感染症として近年特に注目されているも

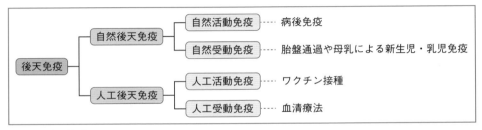

図 6-9　後天免疫

のに，メチシリン耐性黄色ブドウ球菌(MRSA, methicillin resistant *Staphylococcus aureus*) による感染症（敗血症）がある．

2. 主な急性感染症

1) コレラ

海外渡航者や輸入生鮮品の増加と関連して，国内での発生数が増加している．菌型ではエルトール小川型がエルトール稲葉型に比べて多くなっている．

2) 腸チフス・パラチフス

腸チフス菌およびパラチフス菌 A，B，C が原因菌である．昭和 30〜40 年代ごろより激減している．

3) 赤痢

戦後激減したが昭和 50 (1995) 年以降は年間の患者発生数が 1,000 人前後で推移している．細菌性赤痢とアメーバ赤痢があるが，国内例では後者が多い．細菌性赤痢患者の菌群別構成割合は，近年は D 群が大半を占めている．

4) 急性灰白髄炎（ポリオ）

病原体はポリオウイルス 1，2，3 型である．不顕性感染が非常に多く，その数は臨床患者の 100 倍以上と考えられている．重症の場合は後遺症として各種の筋麻痺が残る．

5) 日本脳炎

蚊が媒介する日本脳炎ウイルスから感染する．予防接種の普及により発生数は激減している．

6) インフルエンザ

多くの急性感染症は急激に減少してきたが，インフルエンザに関しては毎年のように多くの患者発生があり，ときには爆発的流行が起こっている．その原因としては感染力が強いこと，周期的に大きな抗原変異が起こること，予防接

種の実施が不完全なことなどが考えられている．

7) 麻しん（はしか）

急性で高度の感染性をもつ疾患で，病原体は麻しんウイルスである．近年の患者数の減少は予防接種の実施によるところが大きい．

8) 百日咳

病原体は百日咳菌である．予防接種の中止で一時患者数が増加したが，副作用の少ないコンポーネントワクチンが実用化されたこともあって接種率は増加し，これに伴い患者数は再び減少してきている．

9) マラリア

感染源はマラリア原虫に感染した蚊である．戦後減少傾向が続いていたが昭和 47 年ごろより増加傾向になり，近年は年間 40〜60 人で横ばいである．国内感染例はほとんどない．

10) つつが虫病

感染源はつつが虫リケッチアを保有するつつが虫である．昭和 51 年以降急激に増加し，昭和 59 (1984) 年は年間 957 人となったが令和元 (2019) 年は 404 人であった．患者発生の増加の原因としては，強力な殺虫剤（DDT，BHC など）の使用中止，人の山林部への立ち入り増加，つつが虫の薬剤耐性などが考えられているが，確実な結論は出されていない．

3. その他の感染症

1) 結核

病原体はヒト型およびウシ型結核菌であるが，大部分は前者である．結核による死亡者数は昭和 10 (1935) 年から昭和 25 (1950) 年まで国民死因の第 1 位を占め，しかも若年層で高かった．その後，抗結核薬の開発，結核予防対策の推進，国民の生活水準の向上などにより改

表6-10　ウイルス性肝炎の種類

型	主要感染経路	予防方法	予後
A	経口感染	環境衛生の向上，衛生知識の普及など．ワクチンは開発中である．	一般的に良好．
B	血液，体液	血液等の取り扱いの注意，ワクチン接種など．	慢性肝炎，肝硬変，肝癌に進展する場合もある．
C	血液（特に輸血用血液）	輸血用血液の検査など．	肝硬変，肝癌に進展する場合もある．

善された．令和元（2019）年の死因順位は第31位となっており，特に若年者ではその低下の程度が著明である．しかしながら，わが国の結核死亡率は欧米先進国に比べ依然高く，高年齢層の罹患率，患者数も高率である．なお，平成18（2006）年12月に結核予防法は廃止され，改正感染症法に統合された．

2）ハンセン病

病原体はらい菌である．わが国の療養所入所者数は令和4年5月1日現在で927人で，令和3（2021）年における新届出患者は2人である．抗菌薬の開発など医学・薬学の進歩によって，らいは治癒しうる疾患となった．〔平成8（1996）年3月31日届出廃止，らい予防法廃止〕

3）性行為感染症

近年，前述の性病以外でも性行為により伝播する疾患が問題となってきており，性感染症あるいは性行為感染症（**STD**；sexually transmitted diseases）とよばれている．性病のほかに陰部ヘルペス，腟カンジダ，トリコモナス症，クラミジア感染症，尖圭コンジローマ，非淋菌性尿道炎，B型肝炎，エイズなどが含まれる．

4）ウイルス性肝炎

原因となるウイルスの型からA型肝炎，B型肝炎，C型肝炎，その他に分類されており，その主要感染経路，予後などはウイルスの種類により異なる（**表6-10**）．

5）AIDS

AIDS（後天性免疫不全症候群，acquired immunodeficiency syndrome）は**HIV**（ヒト免疫不全ウイルス，human immunodeficiency virus）によって引き起こされる細胞性免疫不全状態を主な病態とする疾患である．HIV感染はHIVに汚染された血液，精液，腟分泌液などを介して起こる．世界ではじめてAIDS患者が報告されたのは1981年アメリカで，わが国では1985（昭和60）年である．

UNAIDS（国連合同エイズ計画）で推定している世界のHIV感染者は，2020年末現在，3,760万人で，アメリカとアフリカで全患者の80％以上を占めている．わが国のHIV感染者・AIDS患者の届け出状況は，2020（令和2）年12月31日現在，HIV感染者が22,489人，AIDS患者が9,991人である．かつて凝固因子製剤による感染事例が30％近くを占めていたが，現在，凝固因子製剤は加熱製剤となり，また輸血用血液の抗体検査も行われるようになったことから，血液製剤を介しての感染はほとんど防止できるようになった．一方，性的接触などによるHIV感染者（80％以上）は増加してきており，わが国のAIDS対策において，この種の感染を防止することは今後の重要な課題である．

6）SARS

新型肺炎SARS（重症急性呼吸器症候群）は，2003（平成15）年3月に香港，ベトナムで報告されたが，その後の調査で，前年の11月頃から中国で発生していたことが推測された．SARSは世界各地へと感染が拡大したことから，わが国では2003（平成15）年4月に感染症法上の新感染症として取り扱うことになり，同年7月指定感染症とされた．WHOにより，SARSの病原は新種のコロナウイルス（SARSコロナウイルス）であることが決定された．2004年7月15日WHOはSARSの終息宣言を出したが，新たな流行も予測されており，慎重な監視を続けるとともに，防疫や医療体制の整備を進める必要がある．なお，2007年4月1日よりSARSは指定感染症から2類感染症に位置づけが変更され

た．また，終息宣言までの感染者数は8,098名，死者774名となっている．

7) 新型コロナウイルス感染症（COVID-19）

2019年末に中国の武漢で発生した新型コロナウイルス感染症は，瞬く間に世界に拡大した．2023年1月末時点で，日本国内の累計感染者数はおよそ3,250万人，死亡者数はおよそ6万8,000人と報告されている．

Ⅳ　院内感染とその防止

1．院内感染

院内感染とは，抵抗力が低下した患者や医療従事者などが，病院内で感染を受けることである．現在，がん末期等の免疫不全状態にある患者など，いわゆる易感染患者の増加や種々の薬剤耐性菌〔メチシリン耐性黄色ブドウ球菌（MRSA）や多剤耐性緑膿菌（MDRP）など〕の出現により，さらに重要な課題となっている．歯科医療では，外科手術をはじめ根管治療，歯石除去など観血処置も多いため，院内感染対策が重要である．

2．院内感染の防止

院内感染対策の基本は，手洗い，手袋・マスクの着用などの**標準予防策（スタンダードプレコーション**；standard precautions）や，対象となる患者・病原微生物などの特性に対応した感染経路別予防策（空気予防策・飛沫予防策・接触予防策），院内の環境衛生，感染性廃棄物の適切な処理などの周知徹底を図ることである．

生活習慣と生活習慣病

Ⅰ　ライフスタイル

　ライフスタイル（life style）とは，社会的，経済的，文化的な条件のもとでの生活様式である．嗜好，行動によって表れるような個人の生活様式であり，通常，「生活習慣」ともいわれている．ここで生活習慣といっているのは，食事のとりかた，水分のとりかた，喫煙・非喫煙の習慣，運動をする・しないの習慣などのことである．

Ⅱ　生活習慣病と非感染性疾患〈NCDs〉

　かつて成人病とよばれてきた疾患は，食生活や運動，栄養，休養などの日常生活の内容が発症の危険因子となることが特徴で，生活習慣に起因することから，現在は**生活習慣病**といわれている．これらはいずれも治癒が困難で慢性の経過をとり，長期の療養を必要としたり，後遺症による生活上の障害を伴うことにより患者や家族の生活に大きな影響を及ぼすことから，その予防をはかることがきわめて重要である．

　わが国では，急性感染症の死亡が減少し，非感染性の慢性疾患による死因の増加および医療の受診率が加齢とともに増加している．特に生活習慣と関連の強い悪性新生物，心疾患，脳血管疾患による死亡は，全体の50%弱を占める．

　非感染性疾患（**NCDs**；Non-Communicable Diseases）は，WHOを中心に海外で使用されている．特にがん，循環器疾患，糖尿病，COPD（慢性閉塞性肺疾患）をNCDsとしている．

　WHOの報告によると，2019年の全世界の死亡者数は5,540万人と，2008年比で減少しているが，これは下痢性疾患の減少によるものである．NCDs全体の死亡に対する割合は74%と高く，今後も増加が予想されるため，WHOがNCDsの予防・管理に関してグローバル戦略を展開している．

　NCDsの4大リスク要因は，①喫煙，②不健康な食習慣，③運動不足，④過度の飲酒，とされており，これら4つのリスク要因とその背景にある社会的要因を減少させるのが重要であり，健康日本21（第2次）の目標設定としてNCDsの発症予防が掲げられている．

1．悪性新生物

　癌・肉腫などによる悪性新生物は，1981（昭和56）年に死因の1位となり，2021（令和3）年では全死因中の26.5%を占めている．死亡率では増加しているが，年齢調整死亡率ではほぼ頭打ち（緩やかに減少）となっている．わが国では胃癌・子宮癌が多いことが特徴であったが，近年肺癌・大腸癌・乳癌による死亡が増加し，2000（平成12）年以降，肺癌が1位になっている．

　予防法は，第一次予防として喫煙や食生活の改善，第二次予防として集団検診による早期発見・早期治療がある．

2．心疾患

　心筋梗塞・狭心症などの虚血性心疾患のほかに，慢性リウマチ性心疾患・心不全が含まれる．総死亡に対する割合は1955（昭和30）年7.8%，1985（昭和60）年には18.8%，そして1996（平成8年）年20.5%になったあと減少し，2021（令和3）年には14.9%になっている．

　予防法は，第一次予防として食習慣や運動などのライフスタイルの改善，第二次予防として血圧，心電図などの循環器健診でリスク者を早期発見し，保健指導（第一次予防）や治療を行う．

3. 脳血管疾患

脳出血・脳梗塞・くも膜下出血に大きく区分される.

粗死亡率でみると，1965（昭和40）年ごろまで増加し，1970（昭和45）年まで横ばいであり，以後減少が続いている．2021（令和3）年では全死因中の7.3%を占め，4位である．かつては脳出血が多かったが，1975（昭和50）年ごろから脳梗塞が1位である．予防としては，心疾患とほぼ同様である.

なお，1995（平成7）年から新しい死因分類となったため，この時期以降の死因統計をみる場合には注意が必要である.

4. 糖尿病

糖尿病は，インスリンの分泌不足あるいは作用不足によって，血液中のブドウ糖濃度が高くなる代謝性疾患である.

1）1型

インスリン依存型（ウイルスや自己免疫疾患などによって起こり，幼児・青年期に多い）

2）2型

インスリン非依存型（遺伝的素因に過食・運動不足などが加わって起こる．成人に多い）

全死亡の1%強で，1990年以降死因は第10位もしくはそれ以下であり高くはないが，合併症（視力障害・腎障害・神経障害および動脈硬化性血管障害）により，日常生活に不都合を生じる．近年は，歯周病との関連についても明らかになってきており，今後の成人歯科保健での重要な課題となってきている.

予防対策としては，尿検査などにより早期に発見し，運動療法と食事療法を併せて，生活習慣の改善をはかる.

Ⅲ 生活習慣病の予防

食習慣，運動習慣，休養のとり方，飲酒や喫煙などの**生活習慣**が，糖尿病，高血圧，がん，脳卒中，心臓病など生活習慣病の発症や進行に深く関わっていることが明らかになっており，生活習慣病の改善と予防が大きな課題となっている．また，「健康日本21（第2次）」で，主要

な生活習慣病を「NCDs対策」という枠組みで捉え，取り組むべき必要な対策を示している．

生活習慣病を含む慢性疾患の発症や悪化は，個人の意識と行動だけでなく，個人を取り巻く社会環境による影響が大きいため，地域や職場などの環境要因や経済的要因といった幅広い視点から，包括的に施策を展開し，健康リスクを社会として低減していくことが，国際的な潮流にもなっている.

生活習慣病の多くは，発病してもかなり進行するまで自覚症状がほとんど現れないという共通点がある．そのため，健康診断などで生活習慣病のリスクを指摘，あるいは，検査結果が疾患の診断基準に達するほどの異常値であっても，自覚しにくいため予防や治療を受けない人が少なくない.

自覚症状が現れないとは言っても，「健康的と言えない生活習慣」の影響は確実に身体の負担として蓄積され，やがて心筋梗塞や狭心症，脳梗塞，脳出血などの，より深刻な疾患を引き起こす．QOLが低下し，健康寿命が短くなり，寿命も短くなってしまうという結果を招く．「生活習慣病とその予防」では，喫煙，食生活，飲酒，身体活動・運動不足，疲労（休養不足）等について，正しい生活を習慣づけていくことが不可欠である.

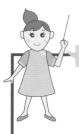

国試に出題されています！

問　う蝕とNCDsのコモンリスクファクターに該当するのはどれか．1つ選べ．（第30回/2021年）

a 飲　酒
b 喫　煙
c 休　養
d 食習慣

答　d

食品と健康

Ⅰ　国民栄養の現状

1.　国民健康・栄養調査

　本調査は**健康増進法**に基づき，国民の身体の状況，栄養素等摂取量，生活習慣の状況を明らかにすることを目的として平成 15 年から実施されている調査であるが，その前身は国民の栄養改善のための基礎資料を得ることを目的として 1946（昭和 21）年より実施された国民栄養調査である．調査内容は栄養等摂取量，食品群別摂取量，身体の状況，食生活の状況などについての質問調査である．本調査開始当時は，国民の間に各種栄養素の欠乏症がみられたが，昭和 30 年代以降の経済の高度成長に伴って国民所得が増加し，食糧供給も十分になり，栄養素摂取状況はおおむね良好となった．現在ではむしろ栄養素の過剰摂取による弊害や欠食・偏食といった好ましくない食生活スタイルが問題となってきている．

2.　食事摂取基準

　（「ポイントチェック⑤」参照）

> 【わが国で食事摂取基準の設定されているもの】
> ①エネルギー，②炭水化物，③食物繊維，④脂質，⑤タンパク質，⑥水溶性ビタミン（C，B_1，B_2，ナイアシン，B_6，葉酸，B_{12}，ビオチン，パントテン酸），⑦脂溶性ビタミン（A，D，E，K），⑧多量ミネラル（ナトリウム，カリウム，マグネシウム，カルシウム，リン），⑨微量ミネラル（クロム，モリブデン，マンガン，鉄，銅，亜鉛，セレン，ヨウ素）

〔日本人の食事摂取基準（2020 年版，2020～2024 年版）〕

3.　国民栄養の問題点

　国民健康・栄養調査の結果から国民栄養の問題点として次のような点があげられる．

　（1）カルシウムを除くほかの栄養素は基準を充足しているが，カルシウムだけは調査対象の平均を 100 とすると毎年 90 前後で推移しており，依然不足している．カルシウム不足は高齢化社会における骨粗鬆症の増加と関連して重要な問題である．

　（2）脂肪からのエネルギー摂取が 30％を超えている者の割合は，成人男性では約 25％前後，同女性では約 30％前後で推移している．

　（3）食品の摂取状況は緑黄色野菜と乳・乳製品等が増加しているが，米類，果実類およびその他の野菜は減少傾向にある．卵類，魚介類，小麦類等は安定した摂取となっている．

　（4）食塩の摂取量は減少しているが，依然として 1 日の目標値である「成人 8 g 未満」を超えている〔9.7 g，1 歳以上，2019 年〕．

Ⅱ　食中毒とその予防

　わが国の食品保健行政は**食品衛生法**（1948 年施行）に基づいて行われている．本法の目的は「飲食に起因する衛生上の危害の発生を防止し，公衆衛生の向上および増進に寄与すること」である．実際には食品の生産から製造，流通，消費に至るまでの広い範囲にわたっている．

1.　食中毒

1）食中毒の疫学

　食中毒患者を診断した医師は直ちに最寄りの保健所長に届け出なければならない（食品衛生法第 27 条）．赤痢や腸チフスなどの主に飲料水を介して発生する消化器系の感染症は，環境衛生の改善などに伴い近年激減した．食中毒患者数は，毎年 1～2 万人台を推移している．また事件数，死者数および 1 事件あたりの患者数は減少傾向を示している．このような食中毒の発生

の動向には，食品保健の監視体制の確立によるところが大きいといえる．一方，学校や事業所等における給食の普及や規模の大型化，外食人口の増加，調理・半調理食品の普及，各種輸入食品の増加などにも留意していく必要があると思われる．

食中毒の月別の発生状況は従来のように夏季に多発する傾向がみられなくなり，通年となっている．原因食品が判明したものでは，「魚介類」，「複合調理品」，「野菜類および加工品」が多い．病因物質ではウイルスと細菌に起因したものが大部分を占めている．なかでも近年はサルモネラ，腸炎ビブリオ，カンピロバクターを原因とする食中毒が増加している．また，小型球形ウイルスによる発生が増加している．原因施設別の発生事件数は，判明したもののうちでは飲食店，家庭，旅館が上位を占めているが，不明のものもかなり多い．

2) 食中毒の分類

食中毒は原因物質によって細菌性食中毒，化学物質による食中毒，自然毒による食中毒に分

けることができる（**図 6-10**）．近年では，ウイルスによるものが急増している．

（1）細菌性食中毒

細菌性食中毒のうち感染型細菌によるものは，食品中で増殖した細菌が体内に侵入するか，あるいは食品とともに体内に侵入した細菌が腸内で増殖し，発症するものである．毒素型細菌によるものは原因菌の産生した毒素を含む食品を摂取することにより発症する．感染型細菌と毒素型細菌による食中毒の比較を**表 6-11** に示した．

（2）化学物質による食中毒

化学物質による食中毒には，有害化学物質や食品添加物の誤用，食品製造に関する不注意などにより発生するもののほか，食品が変質して有毒物質が産生することにより発生するものがある．

①有害化学物質

農薬，PCB（油症），ヒ素（粉乳ヒ素中毒），有機水銀（水俣病），カドミウム（イタイイタイ病），鉛，スズなど．

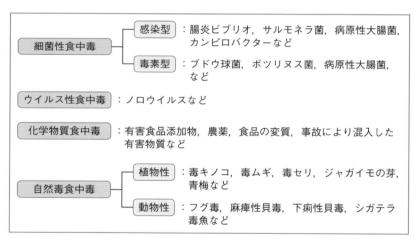

図 6-10　食中毒の分類

表 6-11　感染型細菌性食中毒と毒素型細菌性食中毒の比較

	病原因子	潜伏期間	発熱の有無	食品加熱の有効性
感染型	菌体内毒素，腸管上皮細胞への侵入・増殖	一般に長い	する場合が多い	一般に効果がある
毒素型	菌体外毒素	一般に短い	しない場合が多い	効果がない場合もある

②有害食品添加物

　人工甘味科（ズルチン，チクロなど），人工着色料（オーラミン，バターイエローなど），メタノール，各種保存料，漂白剤など．

③食品の変質

　マイコトキシコーシス（真菌中毒症；アフラトキシン，黄変米毒素など）やアレルギー食中毒（ヒスタミンなど）など．

(3) 自然毒による食中毒

①動物性自然毒

　フグ毒（テトロドトキシン），貝毒，シガテラ毒魚など．

②植物性自然毒

　毒キノコ，ジャガイモの青芽（ソラニン），青梅（青酸）など．

3) 食中毒の予防

　家庭でできる食中毒予防法として，以下の注意事項があげられる．

(1) 食品は新鮮な物を購入し，消費期限内に消費する．

(2) 保存は冷蔵庫や冷凍庫で行う．ただし，冷蔵・冷凍保存を過信しない．

(3) 調理に際し，十分な手洗いを行い，清潔な調理器具を使用する．

(4) 調理では十分な加熱を行う．ただし，加熱の効果が期待できない場合もある．

(5) 調理後はできるだけ早く食べる．

(6) 残った食品の保存法には十分注意する．再加熱を行う．

Ⅲ　食品の安全

1．食品添加物

　食品添加物の用途は，甘味料，保存料，酸化防止剤，殺菌剤，漂白剤，着香料，着色料，発色剤，調味料など多岐にわたっている．食品添加物には化学的合成品と天然添加物とがあるが，すべて国の使用許可を得る必要がある．令和4（2022）年3月末現在，既存添加物名簿には357品目が収載されている．

　また，すでに許可された添加物でも再評価の結果，安全性に疑問が生じた場合は使用禁止になることがある．食品に使用された食品添加物

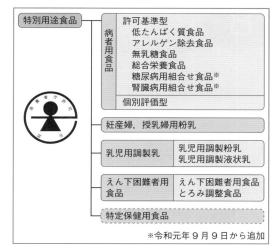

図6-11　特別用途食品の分類[6]

は，化学的合成品か否かを問わず，原則としてすべて表示しなければならなくなった．

2．特別用途食品

　特別用途食品とは，国民栄養の改善をはかるという見地から健康に及ぼす影響が大きく，乳児用，幼児用，妊産婦用，病者用等の特別の用途に適する食品のことである．その表示については健康増進法に定められている．このうち，医学・栄養学的に人の健康にある種の効果が期待できると認められた食品については「**特定保健用食品**」としてその旨表示できる（**図6-11**）．

　歯科関係の食品には「むし歯の原因になりにくい食品」，「歯を丈夫で健康にする食品」がある．

3．保健機能食品制度

　平成13（2001）年には，栄養成分について一定の基準を満たした場合に，その栄養成分のもつ健康にかかわる機能の表示をすることができる栄養機能食品が新たに設定され，栄養機能食品と特定保健用食品からなる**保健機能食品制度**が創設された．保健機能食品制度は，**特定保健用食品，栄養機能食品**および**機能性表示食品**の3種類からなる．

地域保健とは，日常生活を営む場である地域を中心として，そこに居住し生活する人々の健康を保持・増進させるための組織的活動をいう．

Ⅰ 地域保健の特徴

次のような視点から地域保健を考えていかなければならない．

(1) 健康増進からリハビリテーションまでを包括
(2) 地域特性を重視
(3) 生涯を通じ生活を基盤とした対策
(4) 住民の意向を反映した対策
(5) 機能分担による細かい施設対策

Ⅱ 地域保健の組織と役割

急速な高齢化に伴う保健医療環境の変化，住民の要望の多様化および地域特性を考慮し，かつ社会福祉などの関連施策と有機的な連携をし，地域保健対策が総合的に推進され，住民の健康保持・増進に寄与するために，国・都道府県・市町村それぞれに責務がある（**表6-12**）．そして保健サービスの中心的な役割を担うのが保健所と市町村保健センターである．

1．保健所

地域保健法では，母子保健・老人保健などの対人サービスは市町村で行われる．保健所は，地域保健の企画調整・指導と市町村間の連絡調整または市町村への技術的援助を行う広域的・専門的・技術拠点の機関である．

1) 設置

都道府県立（47）が352，政令市立（87）が93，特別区立（23）が23，計468カ所（令和4年4月現在）設置しているが，前述の目的のために今後規模の拡大がはかられ，数は減少した．

2) 職員

医師である所長（例外措置的に一定条件下で医師以外がなることも可）のもとに，医師・歯科医師・薬剤師・獣医師・保健師・栄養士・歯科衛生士・臨床検査技師などの専門職がおかれている．

3) 業務

表6-13に掲げる14の事項について行っている．

2．市町村保健センター

健康づくりを推進する「場」として昭和53年から整備されてきたが，平成6年の地域保健法により，法制化された．母子保健・老人保健などの対人サービスの拠点である．

その施設の内容は**表6-14**のようであり，2022（令和4）年4月末現在，全国に2,432カ所設けられている．

Ⅲ 医療圏と保健医療計画

医療資源の効率的活用をはかるため，医療法によって都道府県が医療計画を作成し，医療圏

表6-12 地域保健の主な法律・対象および関係行政機関

	主な法律	対象	関係行政機関
母子保健	母子保健法	妊産婦・乳幼児	厚生労働省—都道府県（政令市）—市町村
学校保健	学校保健安全法	児童・生徒	文部科学省—都道府県教育委員会—市町村教育委員会
産業保健	労働安全衛生法	産業従事者	厚生労働省—労働局—労働基準監督署

表 6-13　保健所の業務

①地域保健に関する思想の普及および向上に関する事項
②人口動態統計その他地域保健に係わる統計に関する事項
③栄養の改善と食品衛生に関する事項
④住宅，水道，下水道，廃棄物の処理，清掃その他の環境の衛生に関する事項
⑤医事と薬事に関する事項
⑥保健師に関する事項
⑦公共医療事業の向上と増進に関する事項
⑧母性，乳幼児，老人の保健に関する事項
⑨歯科保健に関する事項
⑩精神保健に関する事項
⑪治療方法が確立していない疾病その他の特殊な疾病により長期に療養を必要とする者の保健に関する事項
⑫エイズ，結核，性病，伝染病その他の疾病の予防に関する事項
⑬衛生上の試験と検査に関する事項
⑭その他地域住民の健康の保持と増進に関する事項

（平成 6 年 7 月地域保健法による）

表 6-14　市町村保健センターの施設内容[8]

	例示	備考
管理	事務室，記録保存室，機械室，倉庫等	本施設の運営管理のために必要なスペース
保健指導	健康相談・保健指導室，機能訓練室等	各種の健康相談，保健指導，健康教育を行うために必要なスペース
健康増進	栄養指導・実習室，運動指導室	健康人およびいわゆる半健康人に対する栄養・運動等の生活指導を行うために必要なスペース
検診	診察室，検査室，更衣室等	各種の検診を行うために必要なスペース
共通	集会・会議室，集団指導室，資料展示室，待合室，便所等	共通かつ多目的に活用しうるスペース

を設定している．医療圏は次のように区分される．

(1) 一次医療圏

日常的な医療，一次医療（**プライマリケア**，身近な医療）を提供する区域で，診療所や病院の外来医療が中心である．医療法に規定はないが，基本的に市町村を単位として設定されている．

(2) 二次医療圏

医療計画で，病床の整備を図るべき地域的単位となる区域である．入院医療が医療提供の中心である．地理的条件および日常生活の需要の充足状況，交通事情等の社会的条件を考慮した区域で，入院医療を提供する体制の確保を図る地域的な単位．複数の市区町村を単位とし，全国に 335（令和 3 年 10 月 1 日）の**二次医療圏**が設定されている．

この二次医療圏ごとに医療計画の作成が定められ，医療関係者の確保，医療関係施設相互の機能と業務の連携，病院の整備目標などのほか，市町村が行う保健事業などについて，圏域内の関係者で構成される協議会で作成することになっている．

(3) 三次医療圏

都道府県単位に高度で特殊な医療（がん，循環器疾患，難病など）を提供する病院の病床の整備を図るべき区域．(1) 先進的な技術を必要とするもの，(2) 特殊な医療機器の使用を必要とするもの，(3) 発生頻度が低い疾病に関するもの，(4) 救急医療であって特に専門性の高いもの．原則として，都道府県の区域を単位として設定されている（北海道は広域であるため 6 医療圏）．

Ⅳ　地域保健活動の進め方

地域保健活動も臨床で患者を診断・治療するのと同様に，以下のようなステップに従って進める必要がある．

(1) 現状把握（問題発見）
(2) 問題解決・活動項目決定
(3) 活動計画
(4) 実際の活動
(5) 活動の評価

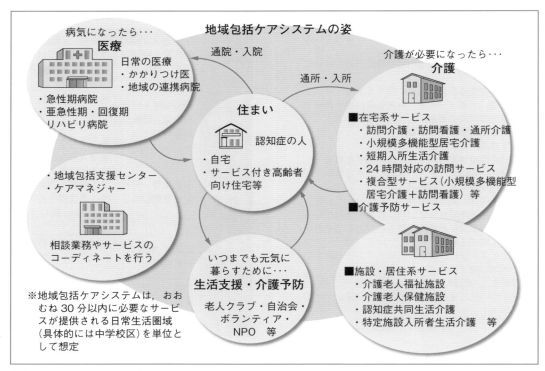

図6-12　地域包括ケアシステムの姿[9]

Ⅴ　地域包括ケアシステム（図6-12）

　地域包括ケアシステムとは，重度な要介護状態となっても住み慣れた地域で自分らしい暮らしを人生の最後まで続けることができるよう，住まい・医療・介護・予防・生活支援が一体的に提供されるシステムをいう．認知症高齢者の地域での生活を支えるためにも，地域包括ケアシステムの構築が重要である．このシステムは，介護保険の保険者である市町村や都道府県が，地域の自主性や主体性に基づき，地域の特性に応じてつくり上げていくことが必要である．

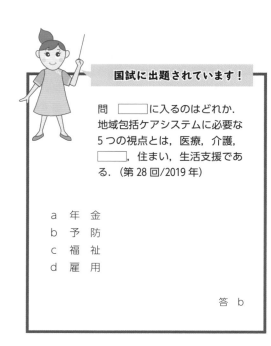

国試に出題されています！

問　□□□に入るのはどれか．
地域包括ケアシステムに必要な5つの視点とは，医療，介護，□□□，住まい，生活支援である．（第28回/2019年）

a　年　金
b　予　防
c　福　祉
d　雇　用

答　b

SECTION 9 母子保健

母子は不可分で，両者の健康問題は互いに関連している．そこで，まとめて健康管理するほうが効率的である．

で母子・胎児が危険にさらされる可能性が高い妊娠をいう．妊娠中毒症，高度の貧血，糖尿病・感染症，年齢，飲酒，喫煙などがある．

I　母子保健用語（表 6-15）

表 6-15　母子保健用語（母子保健法）

(1) 妊産婦：妊娠中または出産後 1 年以内の女子
(2) 乳　児：満 1 歳に満たないもの
(3) 幼　児：満 1 歳から小学校就学まで
(4) 新生児：出生後 28 日を経過しない乳児
(5) 未熟児：身体の発育が未熟のまま出生した乳児で正常時が出生時に有する機能を得るまでに至るまでのもの
(6) 低体重児：2,500 g 未満の乳児

II　母子保健統計

母子保健水準は以下の数値で評価するが，妊産婦死亡率を除き世界のトップクラスである〔数値は 2020（令和 2）年〕．

(1) 乳児死亡率：1.8（出生 1,000 対）
(2) **新生児死亡率**：0.8（出生 1,000 対）
(3) **周産期死亡率**：2.1（出生 1,000 対）
　・早期新生児死亡率：0.7
(4) 妊産婦死亡率：2.7（出生 10 万対）
(5) 死産：妊娠 12 週以後の死児の出産．
　死産＝自然死産＋人工死産（21 週まで）
　20.1＝9.5＋10.6（出産 1,000 対）
(6) 児童死亡：2～14 歳の幼児・学童の死亡．

III　母子保健管理

妊娠，出産の期間を通じて母子の安全をはかることが，目的である．
ハイリスク妊娠とは，妊娠および分娩の過程

IV　小児保健管理

乳幼児の身体発育・精神発達が順調に行われるように管理する．また，小児のかかりやすい感染性疾患の予防もある．さらに母乳栄養の推進，また，低体重児，先天奇形・先天性代謝異常児，心身障害児についての予防または早期発見・早期治療が必要である．

V　母子保健対策

1. 母子保健のあゆみ（表 6-16）

表 6-16　母子保健のあゆみ

昭和 12 年	保健所法（妊産婦および乳幼児の保健指導が開始される）
昭和 22 年	厚生省に母子保健課が設置される
昭和 23 年	保健所法の全面改正・施行 児童福祉法の施行（憲法第 25 条の基礎理念に従って）
昭和 29 年	育成医療の開始
昭和 36 年	3 歳児健康診査開始
昭和 40 年	母子保健法の制定（狭義的な社会福祉対策から母子一貫の総合母子保健対策を目ざして）
昭和 52 年	1 歳 6 か月児健康診査の開始
平成 6 年	エンゼルプラン（緊急保育対策等 5 カ年事業）
平成 9 年	母子保健法の改正により 1 歳 6 か月児・3 歳児健康診断ともに市町村により実施
平成 11 年	新エンゼルプラン策定（重点的に推進すべき少子化対策の具体的実施計画）
平成 12 年	「健やか親子 21」策定

〔平成 27 年「健やか親子 21（第 2 次）」〕

VI 編　環境・社会と健康

2. 母子健康手帳

母子健康手帳は，母子保健法によって基本的な記載事項等については規定され，市町村が交付している．その内容は，出産までの妊婦の健康状況やアドバイス，そして出産時の大切な事項，出産後の予防接種や成長状況等を記入する欄もある．

 Ⅵ　主な母子保健施策（表6-17, 図6-13）

表6-17　母子保健事業の概要

(1)母子保健法によるもの
　①妊娠の届出（市町村長）（15条）
　②母子健康手帳の交付（市町村）（16条）
　③妊産婦および乳幼児の保健指導（市町村）（10条）
　　妊産婦・新生児の訪問指導（市町村）（11・17条）
　④妊産婦の健康診査（市町村）（13条）
　⑤1歳6か月児健康診査（市町村）（12条）
　　3歳児健康診査（市町村）（12条）
　⑥養育医療：養育の必要な未熟児に対して（市町村へ移行）（20条）

(2)その他によるもの
　①自立支援医療（育成医療：身体にかなりの障害があるか，疾患を放置すればかなりの障害を残す可能性のある児童に対して）（障害者総合支援法）
　②B型肝炎母子感染対策
　③小児慢性特定疾患治療研究事業（保健所）

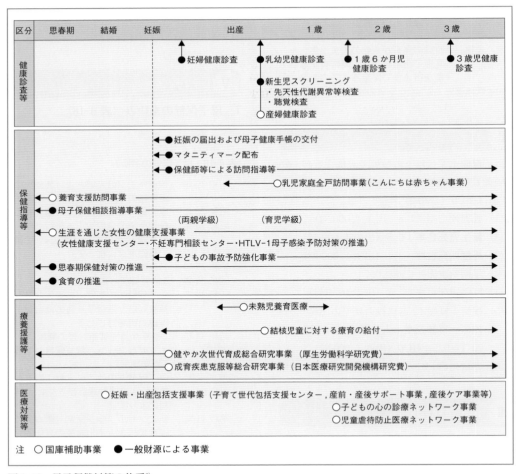

図6-13　母子保健対策の体系[6]

86

SECTION 10 学校保健

Ⅰ　学校保健安全の意義と特徴

学校教育の円滑な実施とその成果を確保するために，①学校における児童生徒などおよび職員の健康の保持増進をはかり，また，②学校における教育活動が安全な環境において実施され，児童生徒などの安全の確保をはかることである．学校保健，学校安全は，学校給食とともに学校健康教育の3領域の1つであり，相互に関連をはかりながら，児童生徒などの健康の保持増進をはかっている．

1．学校安全に関する設置者の責務

学校の設置者は，児童生徒などの安全の確保をはかるため，学校において，事故，加害行為，災害などにより児童生徒などに生じる危険を防止し，および事故などにより児童生徒などに危険または危害が現に生じた場合において適切に対処することができるよう，学校の施設および設備ならびに管理運営体制の整備充実その他の必要な措置をするようにされている．

Ⅱ　学校保健の概要

1．学校保健の活動と組織

学校保健は保健教育・保健管理とこれを円滑に運営するための保健組織活動を含めた3分野からなっている（図6-14）．

1）学校保健教育

主として学校教育法の範囲で，各学校においては教科（科目），道徳科，特別活動および総合的な学習（探究）の時間に位置づけされている．

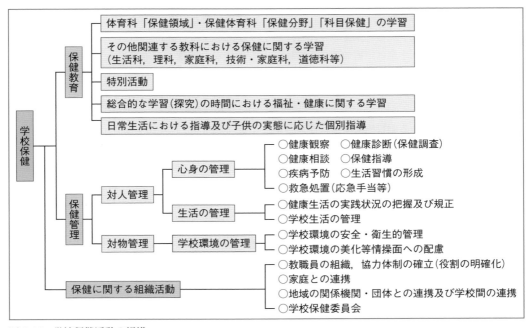

図6-14　学校保健活動の組織

2）学校保健管理（学校保健安全法によって）

幼児，児童，生徒，学生および教職員の健康の保持・増進をはかることにより，学校保健の円滑な実施と教育効果を高めることを目的としている．

3）学校保健安全法

学校（学校教育法）における児童生徒および職員の健康の保持増進をはかる目的で制定された学校保健法は，学校における安全管理に関する条項が加えられ，学校保健安全法に改正された（平成21年4月1日施行）．

（1）健康診断

- （1）**就学時健康診断**：就学4カ月前（前年11月30日）（就学に関する手続きの実施に支障がない場合にあっては3カ月前）までに実施
- （2）**定期健康診断**：毎学年の6月30日までに実施
- （3）**臨時健康診断**：必要に応じて実施

の3種がある．

健康診断後に，結果を21日以内に保護者もしくは本人に通知し，事後措置を行う必要がある．

（2）健康相談

学校保健安全法8条に規定された保健管理活動で，学校医・学校歯科医が行う．

（3）学校病・感染症の予防

- （1）いわゆる学校病：児童・生徒に多発し，伝染しやすく，学業に障害の生じる恐れのあるもの（**トラコーマ・結膜炎，白癬，中耳炎，副鼻腔炎，う歯，寄生虫病**がある）．
- （2）感染症：いわゆる学校感染症では従来，第一類，第二類，第三類を用いていたが，新法では「第一種，第二種，第三種」という分類名となっている（平成11年4月より）．罹患者に対する出席停止は校長が，臨時の休業（全部または一部）は学校の設置者が行うことができる．

（4）学校の環境衛生管理

健康的に教育が受けられるように，毎年定期的に環境衛生検査を行い，環境衛生の維持に努めている．

Ⅲ　保健組織活動

1．学校保健委員会

学校長，学校医・学校歯科医・学校薬剤師，教職員，児童・生徒，PTAおよび地域保健関係者からなり，効果的な学校保健活動を行っている．

2．学校保健関係者

- （1）学校長：学校保健の責任者．
- （2）保健主事：学校長のもとで保健活動の実施管理・運営および関係機関との連絡調整を行う．
- （3）養護教諭：専門的な立場から保健活動実務の中心的役割を担う．
- （4）学級担任：直接児童・生徒に接しているために健康状態などを十分に把握でき，直接教育・指導を行う機会が多いために，大きな影響を与える．
- （5）学校3師：学校医・学校歯科医・学校薬剤師．

Ⅳ　学校保健安全対策

学校保健安全対策は，学校保健法の下では，学校保健と学校安全が一体として行われていたが，学校保健安全法施行後は，学校保健対策と学校安全対策とが連携をもって進められている．それぞれ，学校保健計画および学校安全計画を策定し，これに基づき実施されている．

学校保健計画は，①児童生徒等および職員の健康診断，②環境衛生検査，③児童生徒等に対する指導に関する事項，が盛り込まれている．

学校安全計画は，学校の施設および設備の安全点検，児童生徒に対する通学を含めた学校生活その他の日常生活における安全に関する指導，職員の研修その他学校における安全に関する事項について計画を策定し，これを実施している．内容面で生活，交通，災害の3領域で，活動は，安全教育，安全管理，組織活動の3種類に整理され，実施されている．

成人・高齢者保健

Ⅰ　成人・高齢者保健の意義と特徴

　わが国では，平均寿命の伸びが著しく，世界最高の長寿国となったが，急性感染症の死亡が減少し，非感染性の慢性疾患による死因の増加および医療の受診率も増齢とともに増加している．

　成人・高齢者の疾患の多くは生活習慣に関連するものが多く，生活習慣の改善をはかることが予防の観点からも重要である．また，平均寿命が延びる一方，要介護状態の者も増加しており，疾病のコントロールを行い，QOL の向上をはかることが保健医療の目標である．

Ⅱ　成人・高齢者保健活動の現状

　現在実施されている保健事業は，成人期を対象としているものもあるが，多くが高齢期を見据えた保健事業が多い．**図 6-15** に示すように，高齢者の医療の確保に関する法律（以下，高齢者医療確保法）をはじめ，介護保険法あるいは健康増進法，労働安全衛生法によって各種健診・検診がなされている．

Ⅲ　成人保健対策

1）健康診査
（1）特定健康診査と特定保健指導（**図 6-16**）

　保健事業における生活習慣病予防の観点からの取り組みについては，老人保健事業として実施してきた基本健康診査等について，平成 20年度から，40〜74 歳までの者については，高齢者医療確保法に基づく**特定健康診査および特定保健指導**として，医療保険者に実施を義務づけた．

　特定健康診査の内容は，40 歳〜74 歳までの加入者（被保険者，被扶養者）に対し，内臓脂肪症候群と関連する糖尿病などの生活習慣についての状況を把握するものである．健診結果

Ⅵ編
環境・社会と健康

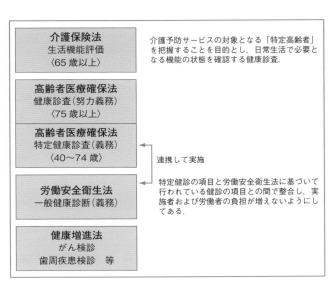

図 6-15　成人期以降に行われる健診（検診）

を踏まえて判定を行い，保健指導が必要な者を抽出選定する．判定する際には健診結果，質問票の結果をベースにすることになっている．なお，**内臓脂肪症候群（メタボリックシンドローム**：Metabolic Syndrome）とは，内臓脂肪型肥満に高血糖・高血圧・脂質異常症のうち2つ以上を合併した状態で，以前より死の四重奏，インスリン抵抗性症候群などと呼称されてきた病態のことである．それぞれ単独でもリスクを高める要因があるが，メタボリックシンドロームの定義を満たすと相乗的に動脈硬化性疾患の発生頻度が高まるため，ハイリスク群として予防・治療の対象とされている．

また，特定保健指導は脳・心臓疾患のリスク要因の重複程度等に応じて「動機づけ支援」と「積極的支援」が行われる．

(2) その他の検診

老人保健事業として実施してきた**歯周疾患検診**，骨粗鬆症検診等については，平成20年度から健康増進法に基づく事業として，市区町村が引き続き実施している．

2) 健康教育・健康相談

健康教育は，疾病への関心や予防の重要性の認識を高める「動機づけ」と疾病に関する知識や具体的な予防方法の習得を目的とする「知識伝達」の2つの役割がある．方法としては，講演会や健康教室，学習会の開催，小冊子の発行や放送などがある．

健康相談は，市町村保健センターや公民館など気軽にかつ幅広く相談できる場を設定し，健康に関する指導や助言をするもので，個別が原則であり，問題解決の糸口を見出すものである．

Ⅳ 高齢者保健福祉対策

1. 医療給付

老人保健法の医療がほぼそのままの形で，**後期高齢者医療制度**になった．すなわち75歳以上の後期高齢者を対象としている．しかし，後期高齢者医療は，これだけが独立した「医療保険」制度となり，75歳以上の後期高齢者は各個人が被保険者として保険料を支払い，医療サービスの給付を受けた場合，原則1割負担である．

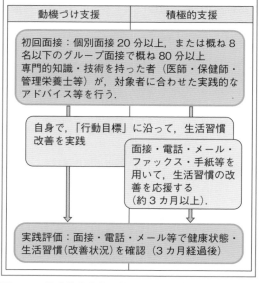

特定健康診査	

特定健康診査は，メタボリックシンドローム（内臓脂肪症候群）に着目した健診で，以下の項目を実施する．

基本的な項目	○質問票（服薬歴，喫煙歴等）　○身体計測（身長，体重，BMI，腹囲）　○血圧測定　○理学的検査（身体診察） ○検尿（尿糖，尿蛋白） ○血液検査 ・脂質検査（中性脂肪，HDLコレステロール，LDLコレステロール，中性脂肪が400mg/dL以上または食後採血の場合，LDLコレステロールに代えてNon-HDLコレステロールの測定でも可） ・血糖検査（空腹時血糖またはHbA1c，やむを得ない場合は随時血糖） ・肝機能検査（GOT，GPT，γ-GTP）
詳細な健診の項目	※一定の基準の下，医師が必要と認めた場合に実施 ○心電図　○眼底検査　○貧血検査（赤血球，血色素量，ヘマトクリット値）　○血清クレアチニン検査

特定保健指導	

特定健康診査の結果から，生活習慣病の発症リスクが高く，生活習慣の改善による生活習慣病の予防効果が多く期待できる者に対して，生活習慣を見直すサポートをする．

特定保健指導には，リスクの程度に応じて，動機付け支援と積極的支援がある（よりリスクが高い者が積極的支援）．

動機づけ支援	積極的支援

図6-16　特定健康診査・特定保健指導[6]

保険者は都道府県単位の全市町村が加入する広域連合である.

　65歳〜74歳までの前期高齢者については,健康保険制度下で原則として70歳未満は3割,70〜74歳は2割の負担である.

2. 保健事業

　老人保健事業として実施してきた基本健康診査等について,平成20年度から75歳以上の者については,後期高齢者医療広域連合に努力義務が課されている保健事業の一環として,健康診査を実施している.また,老人保健事業のうち,**介護予防**の観点からの取り組みについては,介護予防を中心とする高齢者に対するサービスを強化するために,平成17年の介護保険法の改正により地域支援事業が始まり,平成18年4月から介護予防事業の実施を市区町村に義務づけ,この事業で実施している.

　さらに,いままで,老人保健事業における基本健康診査の一貫として実施している生活機能評価は,平成20年度からは地域支援事業における介護予防事業で実施している.

3. 老人保健福祉計画

　すべての市町村,都道府県で老人福祉計画が策定されている.平成2年の老人福祉に関連する8法の改正に基づき,老人保健計画と老人福祉計画を一体としたもので,平成6年度から実施段階に移っている.

Ⅴ　要介護者保健福祉対策

1. 介護保険制度の目的

　高齢化の進展に伴い,寝たきりや認知症の高齢者が急速に増加する一方で,家族の介護機能の変化などにより,高齢者介護の問題は老後の最大の不安要因となっている.しかし,高齢者介護サービスは,かつて老人福祉と老人保健の2つの異なる制度で提供されていたため,利用手続や利用者負担の面で不均衡があり,総合的なサービス利用ができなくなっていた.

　介護保険制度は,これらの両制度を再編成し,給付と負担の関係が明確な社会保険方式により社会全体で介護を支える仕組みをつくり,利用者の選択により保健・医療・福祉にわたる介護サービスを総合的に利用できるようにしようとしたものである.

2. 介護保険の仕組みの概要

　40歳以上を対象とした強制保険で,保険料を納め,介護が必要となったときに,保険給付を受けて介護サービスを購入する社会保険制度である.利用者の権利として介護を求め,介護サービスの提供者を選択することができる.

1) 保険者

　市町村および特別区

2) 被保険者

(1) 第1号被保険者

　65歳以上の者.介護が必要になった原因を問わず,給付対象となる.

(2) 第2号被保険者

　40〜64歳の医療保険加入者.

　老化に起因する特定疾病が原因で介護が必要になった場合に給付の対象となる.

3. 申請・介護給付の手順

①申請

　本人または家族等が市町村へ申請する.

②訪問調査・かかりつけ医の意見書

　訪問調査:「訪問調査員」が日常生活や心身の状況などを訪問調査する(概況調査,基本調査,特記事項).

　かかりつけ医(主治医)の意見書:申請者のかかりつけ医が,医学的な立場からの申請者の状況についての意見書

③介護認定審査会

　②の「訪問調査の結果」と「かかりつけ医の意見書」をもとに,介護認定審査会において,「自立/要支援1,2/要介護1〜5」の判定がなされる.

④ケアプランの作成

　要介護1〜5と認定された場合,介護サービスが受けられ,サービスを受けるためには,居宅介護支援事業者等に所属する**介護支援専門員(ケアマネジャー)**に介護サービス計画(ケアプラン)の作成を依頼する.

⑤ケアプランに応じた介護サービスの利用

④で作成した介護サービス計画に応じて，介護サービスを受けることになる．原則，受けたサービスの9割が保険給付となり，残りの1割が自己負担になる．

4. 介護予防サービス

予防給付は，要支援の人への介護保険の保険給付である．このなかに介護予防支援がある．地域包括支援センターの保健師などや委託を受けた居宅介護支援事業者が，介護予防プランを作成する．

> **＊地域包括支援センター**
> 介護保険法で定められた，地域高齢者の保健・福祉・医療の向上，虐待防止，介護予防マネジメントなどを総合的に行う機関である．各区市町村に設置される．センターには，保健師，主任ケアマネジャー，社会福祉士がおかれ，専門性を生かして相互連携しながら業務にあたる．

5. 在宅支援（居宅）の三大サービス

3種のサービスが居宅介護を支援する重要なものである．

(1) 訪問サービス（ホームヘルプサービス）

訪問介護・訪問看護・訪問入浴介護・居宅療養管理指導など

(2) 通所サービス（デイサービス）

通所介護・通所リハビリテーション

(3) 短期入所サービス（ショートステイサービス）

短期入所生活介護・短期入所療養介護

> **＊居宅療養管理指導**
> 通院が困難で，療養上の管理および指導を受けることによって療養生活の質の向上を図ることのできる人が，居宅療養管理指導の対象者となる．居宅療養介護の種類には，医師による医学的管理指導，歯科医師による歯科医学的指導，薬剤師による薬学的管理と歯科衛生士による口腔内の清掃または有床義歯の清掃に関する指導，管理栄養士による栄養指導がある．

> **＊訪問看護ステーション**
> かかりつけの医師の指示にもとづいて看護師が訪問し，住み慣れた家で高齢者や障害者などに，療養しやすいように看護サービスを提供する事業所．

6. 施設

介護保険関連施設は，**特別養護老人ホーム**（介護老人福祉施設）〈老人福祉法による〉と**介護老人保健施設**〈介護保険法による〉である．このほか**介護療養型医療施設**〈介護保険法による．医療法でいう病院になる〉がある．

なお，平成30年4月から**介護医療院**〈介護保険法による〉が新設された．

7. 新オレンジプラン

「認知症の人の意思が尊重され，できる限り住み慣れた地域のよい環境で自分らしく暮らしを続けることができる社会を実現する」ことを目的に，団塊の世代が75歳以上となる2025年に向けて策定された．正式には認知症施策推進総合戦略という．

認知症の人は2025年には約700万人にのぼると推定され，環境整備は重要なポイントである．認知症高齢者にやさしい地域づくりに向けて，認知症という病気に対する啓蒙も含め，医療・介護・介護予防・住まい・生活支援を包括的にケアするための戦略である．

産業保健

　産業保健の目的は，仕事による事故や病気から雇用者を保護し，さらに，職場における保健活動を通じて雇用者の健康の保持・増進をはかることである．

Ⅰ　産業保健に関する法律

(1) **労働安全衛生法**：安全衛生管理体制，健康管理などについて定めている．
(2) **労働基準法**：労働条件などについて定めている．
(3) **作業環境測定法**：適正な作業環境の確保を目的としている．
(4) **労働者災害補償保険法**：労働者が災害または業務上疾病にかかった場合の補償，国が保険者で被保険者は企業である．

Ⅱ　職業性疾病

　ある特定の職業に従事することによって発生する病気や外傷をいう．

1. 職業性疾病と要因

　直接に健康障害を引き起こす要因（物理的・化学的・生物的要因）と，作業方法と社会環境と関連して健康障害を引き起こす作業態様要因，社会的要因などがある（**表 6-18**）．

Ⅲ　産業保健管理

1. 産業保健管理体制

(1) 衛生委員会：50 人以上の職場に設置．
(2) 産業医：50 人以上の職場で選任，通常

Ⅵ編　環境・社会と健康

表 6-18　要因別にみた職業性疾病[1]

要因因子		健康障害
物理的要因	温熱条件（異常温湿度，気流，輻射熱） 異常気圧 騒音 振動（全身振動，局所振動） 非電離放射線（赤外線，紫外線，マイクロ波，レーザー光線） 電離放射線（X 線，γ 線，α 線，β 線，中性子線）	熱中症，凍傷，偶発性低体温症 潜函病，高山病 騒音性難聴 動揺病，白ろう病 眼疾患，皮膚障害 電離放射線障害
化学的要因	粉塵（ケイ酸，石綿，ベリリウムなど） 有毒ガス（一酸化炭素，亜硫酸ガス，塩素ガスなど） 酸素欠乏 有機溶剤（トルエン，キシレン，ノルマルヘキサンなど） 金属類（水銀，カドミウム，鉛など）	塵肺病，皮膚障害 呼吸器障害 酸素欠乏症 有機溶剤中毒，皮膚障害 金属中毒，職業癌，皮膚障害
生物学的要因	病原微生物（ウイルス，リケッチア，細菌など） 衛生害虫（ダニ，シラミなど） 有機粉塵（花粉，木材など）	感染症（ウイルス性肝炎，つつが虫病） 皮膚障害 アレルギー性疾患
作業態様要因	人間工学的因子（重量物，作業姿勢，オートメーション化など） 時間的因子（交替制勤務，深夜業など）	腰痛症，鼠径ヘルニア，椎間彎曲症，腱鞘炎，頸肩腕障害 不眠症，心因性疾患
社会的要因	通勤条件，住居条件，家庭環境，経済的条件など	神経症，慢性疲労，運動不足症，心因性疾患，自律神経失調症

1,000 人以上の職場では専任者が必要.

(3) 総括安全衛生管理者：1,000 人以上の職場で工場長などの実質責任者があたる（衛生管理者：50 人以上の職場で選任）.

2. 産業保健対策

産業保健対策の基本は 3 つの管理である. そして, この管理を推進するためには, 産業保健教育が重要となる.

(1) 作業環境管理

職場での有害な因子を工学的な対策によって除去する.

(2) 作業管理

作業姿勢や強度・密度などの作業形態を適切にし, 健康障害を防止する.

(3) 健康管理

継続的に健康状態を観察し, 職業性疾病の予防あるいは進行を防止する.

3. 健康診断

1) 一般健康診断と事後措置

一般健康診断は, 事業者が労働者の一般的な健康状態を把握したうえで, 適正な就業上の措置や保健指導を実施するために行う.

(1) 定期健康診断

全労働者に年 1 回実施.

(2) 雇入時の健康診断

雇い入れ直前または直後実施.

このほかに, 海外派遣労働者の健康診断等がある.

事後措置としては, 受診者に結果を通知する. また, 健康診断結果の保存が義務づけられている. 結果に基づき, 保健指導として生活習慣等の改善の指導を行うが, 必要な場合は再検査または精密検査などの受診の勧奨および治療継続を勧める. また, 場合によっては就業上の措置を行う.

2) 特殊健康診断と事後措置

特殊健康診断は, 有害業務に従事する労働者を業務上疾病から予防するために行う. 業務に応じて定められた健康診断項目について行う. 健康診断は雇い入れ時, 配置替えの際および定期（6 カ月ごとが多い）に行う. 特殊健康診断の種類には, じん肺健康診断, 特定化学物質健康診断, 電離放射線健康診断, 歯科特殊健康診断等がある.

事後措置としては, 受診者に結果を通知するのみならず, 健康診断結果の保存が義務づけら

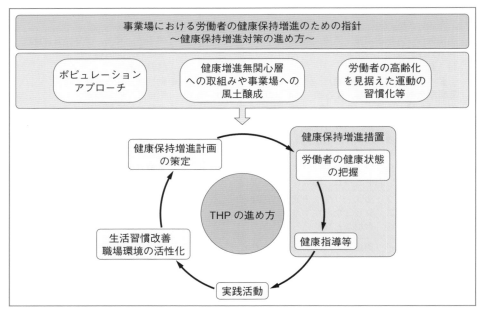

図 6-17　THP 指針〔第 128 回労働政策審議会安全衛生分科会〔2020（令和 2）年 3 月 30 日）〕改変

○健康保持増進に関する支援を行う外部機関（労働衛生機関，
　中央労働災害防止協会，スポーツクラブ等）
○医療保険者
○地域資源（地域の医師会，歯科医師会，地方公共団体等）
○産業保健総合支援センター

図6-18　事業場外資源

れている．結果に基づき，必要な場合は再検査または精密検査などを事業主が実施する（義務）．また，場合によっては，就業上の措置（通常勤務・制限なし，就業制限，要休業）を行う．

Ⅳ　心身両面にわたる健康の保持増進対策

　人口の高齢化に伴い，高年齢労働者の割合の増加や定期健康診断の有所見率は増加傾向にあり，仕事に関するストレスを感じている労働者の割合も高い水準で推移している．すべての労働者を対象に心身両面の総合的な健康の保持増進を図るために，昭和63年に事業場における労働者の健康保持増進のための指針が策定され，**トータルヘルスプロモーションプラン〈THP〉**として推進されてきた．しかし，事業場における健康確保措置をより推進する観点から，この指針が見直され，令和2年4月に改正された．さらに昨今の産業構造の変化や高齢化の一層の進展，働き方の変化を踏まえて見直しが行われ，令和3年4月1日から改正THP指針が適応されている（**図6-17**）．

　従来の労働者「個人」から「集団」への視点を強化すること，指針に基づく進め方（**PDCAサイクル**）に沿って実施することとされた．さらに，事業場内推進スタッフ（産業保健スタッフや人事労務管理スタッフ等）に加えて，必要に応じて事業場外の協力（**図6-18**）も得て進めていくことが盛り込まれた．

　なお，40～74歳を対象にした特定保健指導と対比して，THP指針に基づく健康指導は，すべての年齢の労働者を対象とするほか，メンタルヘルスを含めた健康指導を実施する．

　このような健康支援を一人ひとりの労働者に行うことによって，「社会，経済，個人の発展にとって大切な資源である健康」（WHOオタワ憲章，1986）を確保し，労働者の日常生活の質の向上を図ろうとしている．

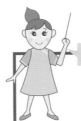

国試に出題されています！

問　常時50人以上の従業員が働く事業所において，労働安全衛生法に基づいて選任が義務付けられているのはどれか．2つ選べ．（第29回/2020年）

a　産業医
b　衛生管理者
c　産業歯科医
d　労働衛生コンサルタント

答　a, b

精神保健とは，精神あるいは心の保健を保ち，増進するためのさまざまな活動をいう．社会の変動・家族制度の崩壊・急速な社会の高齢化などにより，精神保健の重要性は増している．

Ⅰ　精神障害者数の推移

表6-19 に推移を示す．

Ⅱ　ライフスタイルからみた精神保健

人間の精神的発達が個性と環境との相互作用によってつくり出されると考えられるために，誕生から身体的成長を経て死に至るまで，各段階で解決しなければならない特徴的問題がある．

1. 乳幼児期

一生のうちで精神発達の最もテンポの早い時期．愛情に満ち安定した豊かな母子関係が障害発症の防止となり，将来の人間形成の基盤をつくる．この時期の問題としてはスキンシップなどがある．また，先天性の精神障害への対応期でもある．

2. 学童期

学校生活が始まり，行動範囲が広がる．それに伴い，心身の不適応が生じ，登校拒否などが起こる場合がある．

3. 青年期

自我の形成・社会的責任が形成される時期．登校拒否，薬物の依存，神経性食欲不振やいじ

表6-19　精神障害者数の推移[6]　　　　　　　　　　　　　　　　　（単位：千人）

	平成20 （'08）	23 （'11）	26 （'14）	29 （'17）	令和2 （'20）
Ⅴ　精神及び行動の障害 　血管性及び詳細不明の認知症	143	146	144	142	211
アルコール使用〈飲酒〉による精神及び行動の障害	50	43	60	54	60
その他の精神作用物質使用による精神及び行動の障害	16	36	27	22	29
統合失調症，統合失調症型障害及び妄想性障害	795	713	773	792	880
気分［感情］障害（躁うつ病を含む）	1,041	958	1,116	1,276	1,721
神経症性障害，ストレス関連障害及び身体表現性障害	589	571	724	833	1,243
その他の精神及び行動の障害	164	176	335	330	805
Ⅵ　神経系の疾患 　アルツハイマー病 　てんかん	240 219	366 216	534 252	562 218	794 420
精神障害者数	3,233	3,224	3,713	4,193	6,148

〔資料：厚生労働省「患者調査」（総患者数）〕

注　1）精神障害者数は，「Ⅴ精神及び行動の障害」から「精神遅滞」を除外し，「Ⅵ神経系の疾患」の「アルツハイマー病」と「てんかん」を加えた数である．
　　2）平成23年は，東日本大震災の影響により，宮城県の一部と福島県を除いた数値である．
　　3）令和2年から総患者数の推計に用いる平均診療間隔の算出において，前回診察日から調査日までの算定対象の上限を変更．平成29年までは31日以上であったが，令和2年からは99日以上を除外して算出．

めに起因する事件が起こりやすい時期であり，統合失調症やうつ病の好発時期でもある．

4. 壮年期

社会的責任が大きくなり，家庭的にも大きな負担を求められる時期．職場での人間関係・昇進問題，家族構成の変化により，職場不適応などの精神保健上の問題が生じる．

5. 高齢期

記憶力が減退し，知的活動は一般的に衰え，情緒は不安定で，依存的で自己中心的，閉鎖的になりやすく，高齢者の孤立化が問題となってきている．高齢期には，さまざまな精神障害を起こしやすい．

Ⅲ　精神保健福祉対策

1. 精神保健および精神障害者福祉に関する法律

精神障害者などの人権に配慮した適正な医療保護の確保，精神障害者の社会復帰の促進，国民の精神的健康の保持・向上を目的としている．

2. 精神障害者医療

医療保護を確保する入院には「任意入院（これのみ自発的入院）」と非自発的入院があり，後者には「措置入院」「緊急措置入院」「医療保護入院」「応急入院」「仮入院」の5種がある．

Ⅳ　精神保健行政

1. 精神保健行政施設

1）保健所

地域での精神保健活動の第一線機関であり，管内の精神保健の実態把握のみならず，精神保健に関する保健相談・訪問指導や患者家族会の活動への援助・指導，教育・広報活動を行う．

2）精神保健福祉センター

地域精神保健活動を都道府県レベルで技術的な面から指導・援助するための機関．アルコール関連問題に関する相談指導事業，心の健康づくり事業（この一環として心の電話がある）や思春期精神保健に関する相談指導事業が実施されている．

2. 地域精神保健福祉対策

精神障害者のケアと心の健康づくりは，住民と精神障害者とが地域においてともに生活を送るという考え方に立って，相互に関連をもちつつ実施する必要がある．

Ⅵ編　環境・社会と健康

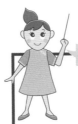

国試に出題されています！

問　保健所の業務はどれか．2つ選べ．（第24回/2015年）

a　保険医の指導
b　HIV検査の実施
c　業務上疾病の認定
d　精神障害者の相談

答　b, d

国際保健

Ⅰ 国際機関の種類と活動

保健医療関連の国際機関には，重要なものとして以下のものがある．

1. 世界保健機関〈WHO〉

国際協力を通じた世界的疾病の抑制，健康・栄養の向上，調査研究の促進を目的に，1948年世界保健機関憲章に基づいて，「すべての人々が可能な最高の健康水準に到達すること」(憲章第1条) を目的に掲げ，設置された．本部はスイスのジュネーブにある．

2. 国連児童基金〈UNICEF〉

1946年に国連児童緊急基金として第二次世界大戦の犠牲となった児童の救済を目的に緊急措置として設置された．1953年に国際児童基金と改称したが，略称はそのまま用いている．本部はアメリカのニューヨーク．1950年頃から途上国の保健分野を中心に，栄養改善，飲料水供給，母子福祉，教育などを通じた児童への一般援助および自然災害などの際の緊急援助を行うようになった．

3. 国連エイズ合同計画〈UNAIDS〉

HIV/エイズ対策のために1996年に設立された国際機関 (本部はジュネーブ)．UNICEF，UNDP，UNFPA，WHO，World Bank，UNESCOの6つの国際機関の共同出資による機関である．主な役割は資金援助ではなく政策立案，技術の開発・連携，研究であり，世界50カ国にプログラムアドバイザーを配置して対象地域，国におけるHIV/エイズの予防，治療の調整および支援を行っている．

4. 国際労働機関〈ILO〉

ILOは働く権利を促進し，ディーセントな雇用の機会を奨励し，社会的保護を高め，労働関連の問題に関する対話を強化する．世界の永続する平和は，社会正義を基礎としてのみ確立されるとの前提のもとに1919年に設立され，1946年に国連の最初の専門機関となった．すべての女性と男性にディーセント・ワーク (働きがいのある人間らしい仕事) の実現を目指し，労働基準を設定し，政策を発展させ，プログラムを策定する．その「国際労働基準」は，各国の担当当局が労働政策を実施する際の指針となる．また，政府がこれらの政策を効果的に実施できるように幅広い技術協力を行い，かつそうした努力を前進させるために必要な研修，教育，調査研究を行う．

Ⅱ 国際協力と国際交流

1. 国際協力

保健医療分野における広義の国際協力は，国際交流と，発展途上国に対して日本の人的，物的，技術的資源を提供し，相手国民の生活の向上を図る狭義の国際協力がある．また，国際協力 (交流) には，**多国間協力** (交流) と **2国間協力** (交流) がある．

2. 国際交流

技術・情報の交換，人的交流を通じて自国民の生活の向上を図るもの．

3. 政府開発援助〈ODA〉

社会・経済の開発を支援するための経済協力のうち，政府が開発途上国に行う資金や技術の協力を**政府開発援助** (**ODA**：Official Development Assistance) という．ODAには多国間援

助と2国間援助がある.

4. JICA（独立行政法人国際協力機構）

JICA は，日本の政府開発援助（ODA）を一元的に行う実施機関として，開発途上国への国際協力を行っている. 具体的には，JICA は二国間援助の形態である技術協力，有償資金協力，無償資金協力を担っている.

Ⅲ　持続可能な開発目標〈SDGs〉

持続可能な開発目標（**SDGs**：Sustainable Development Goals）は，2001 年に策定されたミレニアム開発目標の後継として，2015 年 9 月の国連サミットで加盟国の全会一致で採択された「持続可能な開発のための 2030 アジェンダ」に記載されている，2030 年までに持続可能でよりよい世界を目指す国際目標である. 17 のゴールと 169 のターゲットから構成され，地球上の「誰一人取り残さない（leave no one behind）」ことを誓っている. SDGs は発展途上国のみならず，先進国自身が取り組む普遍的なものであり，日本としても積極的に取り組んでいる.

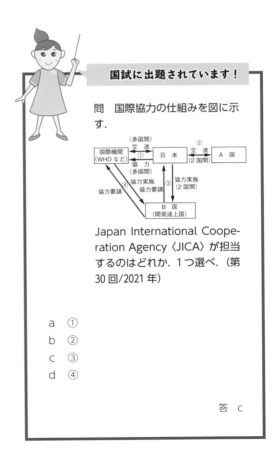

国試に出題されています！

問　国際協力の仕組みを図に示す.

Japan International Cooperation Agency〈JICA〉が担当するのはどれか. 1つ選べ.（第30回/2021年）

a　①
b　②
c　③
d　④

答　c

VII
編

保健・医療・福祉
の制度

保健・医療・福祉の制度の概要

Ⅰ 衛生行政の目的

1. 衛生行政の目的

　日本国憲法第25条では「すべて国民は，健康で文化的な最低限度の生活を営む権利を有する．2.国は，すべての生活部面について，社会福祉，社会保障及び公衆衛生の向上及び増進に努めなければならない」と規定されており，衛生行政を推進する根拠となっている．

　衛生行政とは「公衆衛生の向上および増進のために，国および地方公共団体の責任において，計画的に必要な条件（人材，予算，組織など）を整え，必要なサービスを実施するとともに，公衆衛生活動の質的向上をはかる働き」のことであり，したがって**衛生行政の目的**は，憲法の規定に基づき，国の責任のもとで，国民の健康な生活を確保する権利を保障することである．

2. 衛生行政の特色

　基本的人権に基づく生存権の保障として健康な生活を確保するための行政である．自然科学，社会人文科学に基づいた科学的な行政であるとともに，国民参加を基盤とする．社会の変化に対応するとともに，健康が次の時代に引き継がれるよう，将来展望と計画行政の視点が重要となる．

Ⅱ 衛生行政の組織

1. 国の衛生行政

　国の衛生行政は主に**厚生労働省**が，学校保健については文部科学省が，環境保健は環境省が担っている．厚生労働省で衛生行政に関係が深い部局として，大臣官房，統計情報部，医政局，健康局，医薬・生活衛生局，安全衛生部，子ども家庭局，障害保健福祉部，老健局などがある．

2. 地方公共団体の衛生行政

　都道府県では，衛生行政と福祉行政の一体化の観点から，衛生局部については，保健福祉部や健康福祉部などの名称の組織が目立つ．このほか，衛生行政関連機関として**保健所**や衛生研

表7-1　市町村保健センターと保健所の概要

	市町村保健センター	保健所
設置者	市町村	都道府県，指定都市，中核市，政令市，東京特別区
設置数	2,432（2022年4月1日現在）	468（2022年4月1日現在）
施設長の法的要件	なし	原則として公衆衛生の実務などに従事経験のある医師
業務など	対人保健サービス主体	対人保健，対物保健を実施 地域保健思想の普及向上
健康相談	健康診査 保健指導 など	地域保健統計（人口動態統計含む） 栄養改善，食品衛生 環境衛生（住宅，上下水道，廃棄物処理，清掃など） 医事，薬事 母子保健，老人保健，歯科保健，精神保健 難病・感染症などの対応 衛生上必要な試験・検査など

究所などがおかれている．また，地域保健法に基づき，指定都市，中核市，政令で定める市，特別区では，地域保健対策を推進していく拠点としての保健所を設置している．なお，住民に身近なところで対人保健サービスを提供できる拠点として，地域保健法に基づき，**市町村保健センター**が整備されている（**表7-1**）．

VII編

保健・医療・福祉の制度

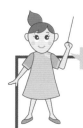

国試に出題されています！

問　地域の健康危機管理の拠点はどれか．1つ選べ．（第30回/2021年）

a　保健所
b　地域医療支援病院
c　市町村保健センター
d　地域包括支援センター

答　a

Ⅰ 法の分類

1. 憲法

国の最高法規．国家の組織や国民の権利義務などを定めている．

2. 条約

国と国または国と国際機関との間の文書による合意のことをいう．

3. 法律

国会で制定される成文法（＝法律として文書で表現）のこと．

4. 命令

行政機関が制定する法規のことをいう．法律は罰則が規定されているが，命令には罰則が規定されていない．

1) 政令

内閣が制定するもの．

2) 省令

各省の大臣が制定するもの．

5. 地方自治法規

地方公共団体（都道府県，市町村，特別区）が定める法規のこと．

1) 条例

地方議会の議決により制定する法のこと．多くの都道府県で，歯科口腔保健に関する条例が制定されている．

2) 規則

地方公共団体の長（知事，市町村長，特別区長）が制定するもので，多くは条例を運用していくための細目として定めている．

6. 制定に議会の議決を要する法

憲法，条約，法律，条例を制定・改正するためには，議会の議決が必要となる．

Ⅱ 歯科衛生士法

1. 目的

歯科衛生士の資格を定め，歯科疾患の予防及び口くう衛生の向上をはかること．

2. 業務

歯科衛生士の業務として，歯科予防処置，歯科診療補助，歯科保健指導が規定されている．

このうち，歯科予防処置に関する業務（診療補助の一環で行われているものは除外）は，**業務独占**と位置づけられ歯科衛生士でない者は，歯科衛生士またはこれに紛らわしい名称を使用してはならない．これを**名称独占**という．

3. 免許と要件

1) 試験の合格と免許の取得

歯科衛生士になろうとする者は，**歯科衛生士国家試験**（以下「試験」という）に合格し，歯科衛生士名簿に登録して，厚生労働大臣から歯科衛生士免許（以下「免許」という）を受けなければならない．

2) 免許を与えない場合（相対的欠格事由）

歯科衛生士に免許を与えないことがある場合は以下に示すとおりである．

(1) 罰金以上の刑になった者
(2) 歯科衛生士の業務に関し犯罪または不正の行為があった者
(3) 心身の障害により業務を適正に行うことができない者
(4) 麻薬，あへんまたは大麻の中毒者

表7-2　歯科衛生士法で定められている歯科衛生士の義務

1. 品位を損する行為の禁止
2. 衛生上危害行為の禁止（臨時応急の手当ては除外）
3. 主治の歯科医師の指示などを受ける義務
4. 保健所長の指示に従う義務
5. 歯科医療関係者との緊密連携による適正な歯科医療を確保する努力義務
6. 守秘義務
7. 業務従事時届け出義務（2年に1回）
8. 業務記録の作成と保存義務（3年間）

表7-3　歯科医師免許が与えられない場合など

■歯科医師に免許を与えない場合（絶対的欠格事由）
　未成年者
■歯科医師に免許を与えないことがある場合（相対的欠格事由）
1. 心身の障害で業務を適正に行うことができない者
2. 麻薬，大麻，あへんの中毒者
3. 罰金以上の刑になった者
4. 医事についての犯罪または不正のあった者

表7-4　歯科医師法などで定められている歯科医師の義務

1. 診療を行う義務（応招義務）
2. 診断書の交付義務
3. 無診察治療の禁止
4. 処方せんの交付義務
5. 診療後の必要事項について保健指導の義務
6. 診療録の記載・保存の義務（5年）
7. 品位を損する行為の禁止
8. 守秘義務
9. 届け出義務（2年に1回）
10. 歯科医師臨床研修を受ける義務

4. 歯科衛生士の義務

　歯科衛生士に課せられている**義務**は，**表7-2**に示すとおりである．

Ⅲ　歯科医師法

1. 定義と試験免許

　歯科医師とは，歯科医療および保健指導を掌（つかさど）ることで，公衆衛生の向上，健康増進に寄与し，国民の健康な生活を確保する職種である．資格取得には，歯科大学を卒業して歯科医師国家試験に合格し，厚生労働大臣の免許を取得することが必要となる．

2. 免許を与えない場合

　歯科医師について一定の要件を満たしていない場合，免許を与えない場合がある（**表7-3**）．

3. 業務

　歯科医師の業務は，**歯科医業**を行うことで，**歯科医師**でなければ，歯科医業をなしてはならず，業務独占として位置づけられている．歯科医師でなければ，歯科医師またはこれに紛らわしい名称を用いてはならない（名称独占）．

4. 義務

　歯科医師には，**表7-4**に示すとおりの義務が規定されている．

Ⅳ　歯科技工士法

1. 定義と試験免許

　歯科技工士とは，厚生労働大臣の免許を受けて，歯科技工を業とする者のことをいう．歯科技工士は，多くの場合，歯科技工所や病院で，歯科技工の業を行っている．なお，歯科医師または歯科技工士でなければ，業として歯科技工を行うことができない（業務独占）．

2. 免許を与えない場合（相対的欠格事由）

　以下の場合には，**歯科技工士**の免許を与えない場合がある．

- ・歯科医療または歯科技工の業務に関し犯罪または不正の行為があった者
- ・心身の障害により業務を適正に行うことができない者
- ・麻薬，あへんまたは大麻の中毒者

3. 義務

歯科技工士には，以下に示す**義務**を果たすことが求められている．

- ・歯科医師の指示書による歯科技工の実施義務（医療機関内で歯科医師が直接指示する場合は不要）
- ・指示書の２年間保存義務（指示された歯科技工が終了した日から）
- ・業務記録の３年間保存義務
- ・衛生上危害行為の禁止
- ・守秘義務

Ⅴ 関連する医療関係者の身分に関係する法規

1. 医師法

医師とは，医療および保健指導を掌ることで公衆衛生の向上および健康増進に寄与し，国民の健康な生活を確保する者のことである．医師に課せられる義務は歯科医師とほぼ変わらないが，異状死体の届け出，死体検案書の発行，出生証明書の発行は医師にのみ課せられている．

2. 薬剤師法

薬剤師は，調剤，医薬品の供給その他薬事衛生を掌ることで，公衆衛生の向上および増進に寄与し，国民の健康な生活を確保する職種である．薬剤師でない者（医師，歯科医師以外）の販売，授与の目的での調剤禁止（業務独占）ならびに薬剤師でない者の薬剤師名称の使用禁止（名称独占）のほか，処方せんによる調剤実施や調剤済み処方せんの３年保存義務などが規定されている．

3. 保健師助産師看護師法

看護師，**准看護師**，**助産師**，**保健師**は，保健師助産師看護師法により，免許や業務が定められている．**助産師**については，女子に限定されている．

看護師：傷病者もしくはじょく婦に対する療養上の世話または診療の補助を行うことを業とする者のことである．

准看護師：都道府県知事の免許を受けて，医師，歯科医師または看護師の指示を受けて，傷病者もしくはじょく婦に対する療養上の世話または診療の補助を行うことを業とする者のことである．

助産師：助産または妊婦，じょく婦もしくは新生児の保健指導を行うことを業とする**女子**のことである．

保健師：保健師の名称を用いて，保健指導に従事することを業とする者のことである．

4. 診療放射線技師法

診療放射線技師とは，厚生労働大臣の免許を受けて，医師または歯科医師の指示のもとに，放射線を人体に対して照射（撮影を含み，照射機器または放射性同位元素を人体内に挿入して行うものを除く）することを業とする者をいう．

5. 臨床検査技師法

臨床検査技師とは，厚生労働大臣の免許を受けて，臨床検査技師の名称を用いて，医師または歯科医師の指示のもとに，微生物学的検査，血清学的検査，血液学的検査，病理学的検査，寄生虫学的検査，生化学的検査，尿・糞便一般検査，遺伝子関連染色体検査および厚生労働省令で定める生理学的検査を行うことを業とする者のことである．

6. 救急救命士法

救急救命士とは，医師の指示のもとに救急救命処置を行うことを業とする者のことである．

7. 言語聴覚士法

言語聴覚士とは厚生労働大臣の免許を受けて，言語聴覚士の名称を用いて，音声機能，言語機能または聴覚に障害のある者について，その機能の維持向上をはかるため，言語訓練その他の訓練，これに必要な検査および助言，指導その他の援助を行うことを業とする者のことで，言語と聴力の能力回復を行うことが主な業務となっている．

8. 栄養士法

栄養士とは，都道府県知事の免許を受けて，栄養士の名称を用いて栄養の指導に従事するこ

表7-5　医療施設と医療関連施設を規定している法律

病院，診療所	医療法
薬局	医薬品，医療機器等の品質，有効性及び安全性の確保等に関する法律
施術所	あん摩マッサージ指圧師，はり師，きゅう師などに関する法律，柔道整復士法
介護老人保健施設	介護保険法
歯科技工所	歯科技工士法
衛生検査所	臨床検査技士法

とを業とする者のことで，栄養士の資格は，厚生労働大臣の指定した栄養士の養成施設で2年以上，必要な知識，技能を修得した者に都道府県知事が与える．

管理栄養士とは，厚生労働大臣の免許を受けて，

・傷病者の療養に必要な栄養指導

・個人の身体の状況などに応じた健康の保持増進のための栄養の指導

・特定多数人の食事供給施設での利用者の身体状況などに応じた特別の配慮を必要とする場合の給食管理，栄養改善上必要な指導など

を行うことを業とする者のことである．

9. その他医療と関連する福祉関係職種

いずれも，厚生労働大臣免許である．

社会福祉士：身体，精神の障害等で日常生活に支障がある者の福祉相談，助言，指導，福祉サービスの提供を行い，保健医療サービス提供者等との連絡，調整その他の援助を行う者のこと．

介護福祉士：身体，精神の障害で日常生活に支障がある者への介護や，本人，介護者に対し介護に関する指導を行う者のこと．

精神保健福祉士：精神科病院等の医療施設，精神障害者の社会復帰施設の利用者の相談に応じ，助言，指導，訓練その他の援助を行う者のこと．

Ⅵ　医療に関係する法規

1. 医療法

1) 医療法の目的

医療を受ける者の利益の保護と良質で適切な医療を効率的に提供する体制の確保をはかるこ

とで，国民の健康の保持に寄与することである．

2) 医療提供の理念

「**医療従事者と患者**との**信頼関係**に基づき，患者の心身の状況に応じて行われ，疾病の予防のための措置およびリハビリテーションを含む良質かつ適切なものでなければならない」とされ，「患者の意向を十分に尊重し，医療提供施設，患者の居宅などで，効率的に，関連サービスとの有機的な連携をはかりながら提供されなければならない」とされている．

2. 医療従事者の責務

医療従事者が，医療サービスを受ける患者に対して，**インフォームド・コンセント**（説明と同意）を行うことのほか，

(1) 良質で適切な医療提供

(2) 施設間の機能分担や業務連携がなされるよう患者紹介と診療などの情報提供

(3) 他の機関で保健，医療，福祉サービスを継続して受ける場合の配慮など

をはかることが努力義務として，位置づけられている．

3. 医療施設

医療施設として，病院，診療所，助産所を医療法では規定している．医療サービスの提供は**表7-5**に示すとおり，ほかの法律に基づき関連の施設でも提供されている．

1) 病院

医師（歯科医師）が医業（歯科医業）を行い，20床以上の入院設備があるもの．

2) 診療所

医師（歯科医師）が医業（歯科医業）を行い，入院施設がないか，19床以下の入院設備があるもの．

3) 地域医療支援病院

　地域における医療の確保のためにかかりつけ医やかかりつけ歯科医への必要な支援を行う病院のことで，紹介患者に対する医療の提供，医療機器の共同利用の実施，**救急医療の提供，研修**の実施などの役割を担う 200 床以上の規模の病院のことである．

4) 特定機能病院

　高度医療の提供，高度医療技術の開発・評価，高度医療に関する**研修**などの役割を担い，紹介患者への医療提供を行う 400 床以上の病院のことで，**厚生労働大臣**の**認可**が必要となる．大学附属病院や国立がんセンターなどが該当する．

5) 臨床研究中核病院

　臨床研究の実施について，中核的な役割を担うことに関する能力等を備えた病院のことで，**厚生労働大臣**が**個別に承認**するものを指す．特定機能病院のうち，さらに**臨床研究実施**について，機能を有する病院が該当する．

4. 医療施設の開設，管理

1) 病院，診療所などの開設

　病院の開設には**都道府県知事**の**認可**が必要である．診療所の開設を臨床研修を修了した医師，歯科医師が行った場合，10 日以内に届け出することが必要で，それ以外の者が診療所を開設する場合は都道府県知事の認可が必要となる．

2) 病院，診療所の管理者の義務

　病院や診療所を開設した場合，いずれも臨床研修を修了した医師または歯科医師を管理者とすることが義務づけられ，医療施設を開設する者自身が管理者となることができる場合，原則，自らその施設を管理する義務が課せられる．

5. 患者の医療に関する適切な選択を支援

1) 医療機能情報提供制度

　住民・患者による医療機関の適切な選択を支援することを目的としており，診療所や病院に対して，医療機能に関する情報について，各都道府県の定める方法で報告がされ，各都道府県がインターネットなどを通じて，医療機関の情報を住民・患者に対して提供が行われる．

2) 医療機関に関する広告の規制
①広告可能事項

　以前に比べて規制が緩和され，医療に対する広告可能事項は増えてきている．医師または歯科医師である旨，診療科名，病院，診療所の名称，電話番号，所在地など，診療日，診療時間，予約診療の有無，法令で医療を担うとして指定を受けた病院，診療所など（例：保険医療機関または特定承認保険医療機関である旨など），入院設備の有無，病床の種別ごとの数，医師，歯科医師などの従業者数など，診療従事医師，歯科医師などの氏名，年齢，性別などで厚生労働大臣が定めるものなどが広告可能である．

②虚偽・誇大広告等の禁止

　虚偽または誇大広告，他との比較広告や公序良俗に反する広告は禁止されており，WEB 上の広告も同様の取り扱いとなる．

6. 医療安全について

1) 医療事故調査制度

　医療事故が発生した医療機関では院内調査を行い，その調査報告を医療事故調査・支援センター（民間の第三者機関））に報告することが義務づけられている．センターでは情報を収集・分析することで，再発防止につなげるための医療事故にかかる調査を行うこととなっている．

2) 医療安全を医療機関が確保するための対応

　病院，診療所の管理者は，医療の安全を確保するための

　　・**指針**の**策定**
　　・従業者に対する**研修**の**実施**
　　・医療の安全を確保するための措置
を講じることが義務づけられている．

3) 医療安全支援センターの設置

　国，都道府県，保健所を設置する市および特別区が，医療の安全に関する情報の提供，研修の実施，意識の啓発その他の医療の安全の確保に関し必要な措置を講じるため，医療安全支援センターを設置することが努力義務として位置づけられている．**医療安全支援センター**では，患者の相談窓口の設置，医療安全確保の情報提供，研修の実施などの業務が行われている．

7. 医療提供体制の確保のための基本方針と医療計画

　医療介護の総合確保をはかりながら良質で適切な医療を効率的に提供する体制の確保をはかるための基本方針を厚生労働大臣が定めることとなっており，基本方針には，医療提供体制確保のための施策，調査などの基本事項や目標，施設相互の機能分担，医療従事者確保などの事項が記載されることとなっている．

　また，この基本方針を踏まえ，医療法での基本方針が定められ，都道府県が6年ごとに医療計画を定めることとなっている．

　都道府県が定める**医療計画**には，生活習慣病などの治療や予防，救急医療などの確保，在宅医療の確保，医療連携体制，医療機能に関する情報提供の推進，**基準病床数**などが記載されるほか，地域医療構想に関する事項が記載される．

Ⅶ　薬事に関係する法規

1. 医薬品，医療機器等の品質，有効性及び安全性の確保等に関する法律（医薬品医療機器等法）

1) 目的

　保健衛生の向上のため，医薬品，医薬部外品，化粧品，医療機器および再生医療等製品について品質，有効性，安全性の確保と使用による保健衛生上の危害の発生，拡大の防止のため必要な規制を行うほか，医療上の必要性が高い医薬品等の研究開発促進のための措置を講じることである．

2) 医薬品，医薬部外品，化粧品等とは

(1) 医薬品

　人，動物の疾病の診断，治療，予防に使用され，身体の構造または機能に影響を及ぼすもの．

(2) 医薬部外品

　医薬部外品は，医薬品と化粧品の中間のものと位置づけられ，人体に対する作用が緩和なもの（例：フッ化物配合歯磨剤）．

(3) 化粧品

　化粧品とは，人の身体を清潔にし，美化し，魅力を増し，容貌を変え，または皮膚もしくは毛髪を健やかに保つために，身体に塗擦，散布などの方法で使用される物で，人体に対する作用が緩和なもの（例：普通の歯磨剤）．

(4) 医療機器

　人，動物の疾病の診断，治療，予防に使用され身体の構造，もしくは機能に影響を及ぼす機械・器具など（再生医療など製品を除く）（例：歯科材料，エックス線装置）．

(5) 再生医療製品

　医療，獣医療に使用されることが目的の物のうち，人，動物の細胞に培養などの加工を施したもの．

(6) 生物由来製品と特定生物由来製品

　生物由来製品とは，人その他の生物（植物を除く）に由来するものを原料または材料として製造される医薬品，医薬部外品，化粧品または医療機器のうち，保健衛生上特別の注意を要するものとして指定するもの（例：ワクチン，ヘパリンなどの動物成分抽出製剤，インターフェロンやインスリンなどの遺伝子組換え製剤）．

　特定生物由来製品とは，生物由来製品のうち，販売，貸与，授与した後保健衛生上の危害の発生または拡大を防止するための措置を講じることが必要なもの（例：輸血用血液，ヒト血液凝固因子，ヒト免疫グロブリン，ヒト血清アルブミンなどの血液製剤）をいう．

(7) 薬局

　薬剤師が販売または授与の目的で調剤の業務を行う場所のこと．開設には都道府県知事の許可が必要で，管理者の設置，構造設備について要件を満たすことが必要となる．

3) 法規制の主な内容

(1) 医薬品等を製造販売する場合の規制

　医薬品，医薬部外品，化粧品，医療機器の製造・販売を業として行う場合には，一定の要件を備えたうえで，厚生労働大臣の認可を受けなければならない．なお，医薬品の承認を受けるにあたっては，治験（＝医薬品等の製造販売承認を受けるために行われる臨床試験のこと）を行うことが必要となる．

(2) 毒薬，劇薬の取り扱い

　歯科医療で用いられるフッ化物は，劇薬に位置づけられているが，医薬品医療機器等法では，毒薬，劇薬についての取り扱い方法につい

て規制されている.

2. 毒物劇物取締法等

　毒物および劇物について，必要な取り締まりが行われ，製造，販売，輸入，使用について，規制がされ，許可または登録を受けたもの以外は行うことができない．また，毒物，劇物を未成年者や心身障害者，麻薬，大麻，あへんの中毒者に交付することは禁止されている．

　麻薬，あへん，大麻，覚せい剤の輸入，輸出，所持，製造，譲渡，譲受および使用に関しては，麻薬及び向精神薬取締法，あへん法，大麻取締法，覚せい剤取締法などにより，医療や研究などの利用以外，大幅な規制が行われている．

　麻薬の施用者の場合は医師，歯科医師，獣医師が，**麻薬の管理者**の場合は医師，歯科医師，薬剤師，獣医師が，それぞれ取扱い者としての免許を取得できる．

3. 食品衛生法

　飲食に起因する衛生上の危害の発生を防止するため，食品の安全性確保をはかるための必要な規制を行うことがこの法律の目的である．

　販売用の食品または添加物の製造，加工，使用，調理，保存の方法について，基準を定め，販売の用に供する食品もしくは添加物の成分につき規格を定めている．たとえば食品添加物（着色料で用いる食用赤色104号は，歯垢染色剤に使用されている）の場合，人の健康を損なうおそれのない場合に限って，使用を認めている．

4. 食品表示法

　食品表示が食品を摂取する際の安全性の確保や自主的で合理的な食品の選択に重要な役割を果たしていることから制定された．**販売用食品の表示**についての基準等が定められている．いわゆる**特定保健用食品**（食品のもつ特定の保健の用途を表示し販売する食品）を販売する場合，この法律により表示について国の許可を受ける必要がある．

5. 臨床研究法

　臨床研究での不適切な事案が頻発したことか

ら，医薬品等を人に対して用いることで，医薬品等の有効性または安全性を明らかにするために行われる臨床研究について，適切な**実施の手順**や**審査業務**の適切実施，**研究資金**の提供についての**情報公表**について定めている．

Ⅷ　地域保健に関係する法規

1. 地域保健法

　地域保健法は，地域住民の健康の保持増進に寄与することを目的として制定され，地域保健対策を進めるための基本方針，保健所，市町村保健センターについて定めている（保健所，市町村保健センターについては p.82, 102 参照）．

2. 健康増進法
1）目的
　健康増進法は，**健康日本21（第2次）**の根拠となる法律で，国民の健康の増進を総合的に進め，基本的な事項を定めるとともに，国民の健康増進をはかるための措置を講じて，国民保健の向上をはかることが目的である．
2）基本方針と健康増進計画
　国が基本方針を策定し，都道府県が基本方針を勘案して健康増進計画を策定することとなる．市町村の場合は，**健康増進計画をつくる**ことが努力義務となっている．
3）健康増進をはかるための対応
　(1) 健康診査に関する指針の策定：市町村などが健康診査実施時の実施方法や結果通知，健康手帳の交付について定めている．
　(2) 国民健康・栄養調査の実施
　(3) 市町村による生活習慣相談などの実施
　(4) 市町村の**健康増進事業**で定められている**歯周疾患検診**，骨粗鬆症検診，肝炎ウイルス検診，がん検診などの実施
　(5) **受動喫煙**の防止
　(6) **食事摂取基準**および食品の特別用途表示

3. 母子保健法

　母と子どもの心身の健康を守り，次の世代を担う子どもを健全に育て，国民の保健の向上をはかることが法律の目的で，母親，乳幼児に対

して，健康診査などを行うとともに，以下の対応がなされている．

  (1) 健康診査など（1歳6か月児および3歳児健康診査）の実施

  (2) 妊娠の届出と届出者への母子健康手帳の交付

  (3) 低体重児の届け出

  (4) 養育医療：入院の必要な未熟児への医療の提供

  (5) 母子健康包括支援センターの設置（努力義務）

4. 学校保健安全法

学校での児童生徒等および職員の健康の保持増進をはかるため，学校の**保健管理**に必要な事項が定められるとともに，教育活動が安全な環境で実施され，児童生徒等の安全の確保がはかられるよう，学校の**安全管理**について必要な事項を定めている．

1) 保健管理

健康相談，保健指導，地域医療機関との連携や健康診断などが行われている．

健康診断には，就学時健康診断，児童生徒など健康診断，職員の健康診断があり診断結果に基づく治療の勧告や保健上の助言が行われる．

2) 学校安全

児童生徒の危険などを防止するため，学校の設置者が施設，設備，管理運営体制の充実への努力義務が位置づけられ，**学校安全計画**策定が義務づけられている．

5. 労働安全衛生法

職場での労働者の安全と健康を確保し，快適な職場環境の形成を促進することがこの法律の目的で，労働災害の防止をはかるため，安全衛生管理体制の確保や健康診断の実施などの対応が行われている．

1) 安全衛生管理体制

事業所の規模などに応じて，統括安全衛生管理者，安全管理者，衛生管理者，産業医などに安全衛生管理業務を行うことが義務づけられている．

2) 健康診断

医師による一般健康診断を労働者が毎年定期に受けることが義務づけられている．有害業務の従事者は特殊健康診断を受けることが義務づけられている．この他，塩酸や硫酸など強酸を扱う業務に従事している場合，歯科医師による健康診断を定期受診することが義務化されている．

3) 労働者の健康保持増進に必要な措置

労働者の健康保持増進については，事業所に対して法的強制力はないが，努力義務として定められている．事業所での健康保持増進を図るため，**トータルヘルスプロモーションプラン〈THP〉**指針が定められており，健康保持増進措置の具体的な項目として**健康指導**があげられ，運動指導，メンタルヘルスケア，栄養指導，口腔保健指導，保健指導が位置づけられている．

6. 高齢者の医療の確保に関する法律（高齢者医療確保法）

高齢期の適切な医療確保をはかるため，**医療費の適正化**を推進するための計画の作成および保険者による健康診査などの実施をはかることとなっている．後期高齢者に対する適切な医療の給付などを行うために必要な制度を設け，国民保健の向上および高齢者の福祉の増進をはかることが目的で，**特定健診**と**特定保健指導**を40〜75歳未満の者に対して医療保険者が実施するための制度が導入されている．

7. 歯科口腔保健の推進に関する法律

歯科口腔保健を進めるための基本法と位置づけられ，この法律で規定されている施策は次のとおりである．

・歯科口腔保健に関する知識などの普及啓発
・定期的に歯科検診を受けることなどの勧奨
・障害者や要介護高齢者などの定期的な歯科検診ならびに歯科医療の受診
・歯科疾患予防の措置
・口腔の健康に関する調査および研究の推進

このほか，歯科口腔保健の推進に関する法律では，目標や計画を含む基本的事項の策定や地方公共団体が**口腔保健支援センター**の設置を可能とする旨が規定されている．

VII編　保健・医療・福祉の制度

I 医療施設

1. 病院, 診療所

医療施設（静態）調査は, 3年に1回調査が行われており, 2020年の結果を示す.

1) 病院

全国で8,412施設（人口10万対7）, 1990年以降は各都道府県での医療計画による病床規制の影響もあり, 減少傾向を示している. このうち, **一般病院**は7,179施設（87.1%）, 精神科病院1,059施設（12.9%）となっている.

2) 一般診療所

全国で102,612施設（人口10万対80）, 有床はそのうちの6%で減少傾向にあり, 無床がやや増加傾向となっている.

3) 歯科診療所

全国で67,874施設（人口10万対54）, 推移は横ばいである. 無床がほとんどで多くが民間（個人, 医療法人）で開設している. 歯科診療所の在宅でのサービスについては, 「医療保険等による在宅サービスを実施している」は23,707施設（歯科診療所総数の34.9%）,「介護保険による在宅医療サービスを実施している」は11,671施設（同17.2%）となっている.

2. 病院, 診療所以外

衛生行政報告例で毎年, 歯科技工所について調査が行われている.

1) 歯科技工所

全国で20,879施設（2020年）, やや微増の傾向となっている.

II 医療従事者

就業歯科衛生士および歯科技工士, 就業看護師および保健師については, 衛生行政報告例により2年に1度調査されており, 2020年末の結果を示す. また, 医師, 歯科医師については, 2年に1度の届け出をまとめた医師・歯科医師・薬剤師統計により把握が可能で, 2020年末の結果を示す.

1. 歯科衛生士

業務に従事する**歯科衛生士**は142,760人で, 増加傾向を示し, 歯科医師数よりも3割ほど多い数となっている. このうち, 91%が診療所, 5%が病院, 2%が市町村と保健所で従事し, 年齢階級では, 20歳代が24%, 30歳代が25%, 40歳代が27%となっている.

2. 医師, 歯科医師

医師数は339,623人（2020年）で人口10万対269人であり, 男性が77%となっている. このうち95%が医療施設に従事し, 64%が病院となっている.

歯科医師数は107,443人で人口10万対85人であり, 男性が75%である. このうち, 97%が歯科医療に従事し, 86%が診療所で, 医師に比べ診療所開設者が多く, 歯科医療従事者の55%を占める.

3. 看護師, 保健師

業務に従事する**看護師**は1,280,911人, 准看護師は, 284,589人, **保健師**は55,595人で, 看護師は約7割が病院に, 准看護師は約4割が病院, 約3割が診療所, 保健師は55%が市町村, 15%が保健所に勤務している.

4. 歯科技工士

業務に従事する**歯科技工士**は34,826人で, 73%が歯科技工所で従事している. 従事者数は横ばいである.

Ⅲ　国民の受療状況

1.　健康状態

　国民生活基礎調査で3年に1度，健康票による自覚症状（有訴者），日常生活への影響，健康意識，健診などの受診率などについて調査が行われている．2019年の結果を示す．

1)　からだに自覚症状がある者（有訴率：人口千対）

　全体では男271，女332であり，10〜19歳で少なく，80歳以上で500となる．最も多い訴えは，男は腰痛，女は肩こりである．

2)　医療機関への通院者（通院者率：人口千対）

　全体では男388，女419であり，10〜19歳で少なく，70歳以上で700を超える．通院者について傷病別の上位の疾病のトップは男女ともに高血圧であるが，男女とも3位は歯の病気である．

3)　過去1年間に健康診断や人間ドックを受診した者

　20歳以上の男74％，女66％が受診した者で，年齢では男女とも40歳代，50歳代で多い．男性が多いのは，職場での受診が影響している．

2.　受療状況

　3年に1度行われている患者調査で推計患者数と受療率が算出されており，2020年の結果を示す．

1)　推計患者数

　全国の医療機関を受診した推計患者数は，全体で入院121万人，外来714万人で，このうち歯科診療所の患者数は133万人となっている．

2)　受療率（人口10万対）

　入院は全体で960で，5〜14歳で100を切り，65歳以上では2,512となる．

　外来は，全体で5,658であり，15〜19歳で2,178であるが，65歳以上では10,045となる．

Ⅳ　国民医療費

　国民医療費は，医療機関などで治療に要した費用（医療保険による診療・調剤など）のことで，正常な妊娠や分娩・健康診断・予防接種・義眼や義肢・介護サービスの費用は含まない．

　2020年度の総額は，42兆9,655億円（1人あたり約35万1,800円）で，前年度からは微減だが年々増加傾向にある．

　診療種別では，医科診療71.6％，歯科診療7％，薬局調剤17.8％などである．国民医療費は，年齢別でみると高齢者で占める割合が高くなる傾向にあり，65歳以上の場合，全体の61.5％，75歳以上の場合，全体の39％を占めている．

　また，財源別にみると，**公費**が16兆4,991億円で約38％，**保険料**は21兆2,641億円で49.5％，その他が5兆2,033億円（このうち患者負担は4兆9,516億円）で11.5％（**患者負担11.5％**）となっている．

I　わが国の社会保障制度

社会保障とは,「国民の生活の安定が損なわれた場合に,国民にすこやかで安心できる生活を保障することを目的として,公的責任で生活を支える給付を行うもの」と定義される(社会保障将来像委員会第一次報告〜社会保障の理念等の見直しについて〜　1993年2月　社会保障制度審議会　社会保障将来像委員会).

社会保障制度は,困った人を助けるための制度であり,病気やけがをしたり,失業をしたり,高齢で働けなくなり,収入の確保ができなくなったり,高齢で要介護の状態のため,家族が介護で苦労している場合または子育てで働けない場合など,生活上の問題で困っている人に対して手を差しのべることで,貧しくなるのを予防したり,貧しい人を救うために,公的に困っている人の生活を支える制度である.

わが国の場合は,現状の国の行政組織のシステムでは,主に厚生労働省と地方公共団体の関係部局などが,サービスに関係する業務を行っており,国ならびに社会の安定化をはかるうえで,必要な公的サービスであるといえる.

社会保障について,ライフスタイルに応じて,個々の仕組みを分野別に示すと主に,保健医療,社会福祉など,所得補償,雇用に分類される.

個々の項目については,提供される仕組みに着目すると,「保健医療」,「社会保険」,「生活保護・社会福祉」に分類される.

公的に提供されている給付の種類などに着目すると,保健医療サービス,福祉サービス,金銭に分類される.

2.　社会保障の機能

社会保障の機能としては,以下の項目があげられる.

1)　所得の再分配

所得を個人や世帯の間で移転させることにより,所得格差を縮小したり,低所得者の生活の安定をはかったりすることが可能となる.高所得の人から低所得の人へ,具体的には,現役世代から高齢世代への所得の再分配を行うことが可能となる.

2)　貧困の救済と生活の安定化

病気や負傷の場合には,医療保険により負担可能な程度の自己負担で必要な医療を受けることができる.また,現役引退後の高齢期には,老齢年金や介護保険により安定した生活を送ることができる.このほか,失業した場合には,雇用保険により失業など給付が受給でき,生活の安定がはかられることになる.

3)　社会の安定化と経済の成長

生活に安心感を与えたり,所得格差を解消したりすることから,社会を安定化させることが可能となり,社会の秩序を維持していくこととなる.実際に社会保障による給付がなされることで,景気変動が緩和され,経済安定化につながることと経済の成長機能が付与される.

3.　社会保障給付費の推移と社会保障の財源

わが国は,**社会保障の給付**に要する**費用**は,高齢化の影響もあり,増え続けている.2022年の時点で約131兆円となり,1人あたりの社会保障給付費も100万円を超えるようになった.直近の給付費に占める割合は,年金が45%,医療が31%,福祉その他が24%となっている.日本の場合,従来「福祉その他」に要する費用の割合は,他国に比べ低かった.「福祉その他」には失業時の給付が入っており,わが国の場合,失業率が低かったことが影響している.しかしながら,「福祉その他」には介護の部分が含まれており,最近,給付費が増える傾向にある(**図**

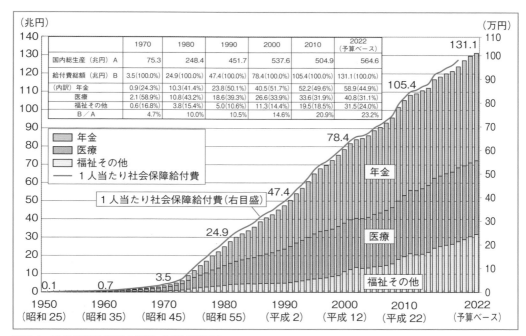

図7-1　社会保障給付費の推移（厚生労働省）

資料：国立社会保障・人口問題研究所「令和元年度社会保障費用統計」，2020〜2022年度（予算ベース）は厚生労働省推計．2022年度の国内総生産は「令和4年度の経済見通しと経済財政運営の基本的態度（令和4年1月17日閣議決定）」

（注）図中の数値は，1950，1960，1970，1980，1990，2000及び2010並びに2022年度（予算ベース）の社会保障給付費（兆円）である．

7-1， URL https://www.mhlw.go.jp/stf/new-page_21509.html（2022年7月5日時点））．

Ⅱ　社会保険行政

1．社会保険

社会保険とは，誰しも人生の途上で遭遇するさまざまなリスク（疾病，負傷，分娩，死亡，老齢，失業，困窮）に備えて保険料を集め，実際にリスクが生じた場合に，必要なお金やサービスを支給する仕組みのことである．

2．わが国の社会保険の特徴

(1) 強制加入である．
(2) サービスを受けることに伴う恥ずかしさや汚名（スティグマ）が排除される．
(3) 加入者負担は被保険者（＝加入者）の収入などにより決められている．

3．社会保険制度の種類

現在，日本の社会保険には，
(1) 医療保険
(2) 介護保険
(3) 年金保険
(4) 雇用保険
(5) 労働者災害補償保険
の5つの制度がある．

4．社会保険行政

社会保険行政のほとんどは，厚生労働省が担当し，財務省，総務省，文部科学省が一部を担当している．社会保険の種別にみた厚生労働省の担当局は，以下のとおりとなっている．

医療保険—保険局
介護保険—老健局
年金保険—年金局
雇用保険—職業安定局
労働者災害補償保険—労働基準局
また，地方公共団体では，保健福祉部局で担

表 7-6　医療保険制度と保険者，制度の法律

保険制度			保険者	制度の法律
1　被用者保険：職域保険				
1）一般被用者保険				
健康保険	①協会けんぽ：	全国健康保険協会		健康保険法
	②組合：	健康保険組合		健康保険法
2）特定被用者保険	①船員保険：	全国健康保険協会		船員保険法
	②共済組合：	共済組合など		国家公務員共済組合法 地方公務員等共済組合法 私立学校教職員共済法
2　国民健康保険				
地域保険		市町村・都道府県		国民健康保険法
国保組合				
3　後期高齢者医療制度			後期高齢者医療広域連合 （都道府県単位で全市町村加入）	高齢者の医療の確保に関する法律

（厚生労働省ホームページ）

当されている場合が多い.

Ⅲ　医療保険制度

　医療保険制度とは，医療保障を担い，疾病，負傷，分娩，死亡などの短期的損失に対して，保険給付を行う制度のことである．被保険者(加入者)本人のほか，被扶養者（家族）も同様の給付を受けられる制度となっている.

　医療保険制度は，以下の3つに大別される.
(1) **被用者保険（職域保険）**：会社員や公務員など，勤労者とその家族が加入
(2) **国民健康保険（地域保険）**：自営の人や退職した人，就労していない人などで75歳未満の人が加入
(3) **後期高齢者医療制度**：75歳以上の者がすべて加入

　このほか，職域保険である**被用者保険**は，一般被用者保険と特定被用者保険に分けられ，一般被用者保険には，協会けんぽと組合健康保険が，特定被用者保険の場合には，船員保険と共済組合がある．なお，個々の医療保険制度に関係する法律は**表 7-6**に示すとおり.

1.　医療保険制度を運営している保険者

　保険者とは医療保険を運営するために加入者から保険料を集め，加入者に保険給付を行う者のことである.

2.　医療保険制度での患者の一部負担

　医療保険での**患者負担**は，**図 7-2**に示すとおり，小学校入学後から70歳までの者の場合は3割で，義務教育就学前は2割，70歳以上の高齢者の場合，70〜74歳の者は2割，75歳以上の場合は1割または2割（一定以上所得者）で，いずれも現役並みの所得のある者は3割となっている.

3.　高額療養費制度

　高額療養費制度は，医療機関や薬局の窓口で支払った額が，暦月（月の初めから終わりまで）で一定額を超えた場合に，その超えた金額を支給する制度である（**図 7-2**）.

4.　医療保険でのサービスの給付（現物給付）について

　医療保険でのサービスの給付は，ほとんどが現物給付（サービス給付）の形で，実際の治療を医療従事者が提供し，治療に要する医薬品や材料などを支給するシステムで行われており，これを「療養の給付」とよんでいる.

5.　保険外併用療養費制度

　医療保険制度では，保険が適用されない保険外診療がある場合，原則，医療費の全額が自己負担となるが，保険外診療を受ける場合でも，**評価療養**，**患者申出療養**，**選定療養**に該当する

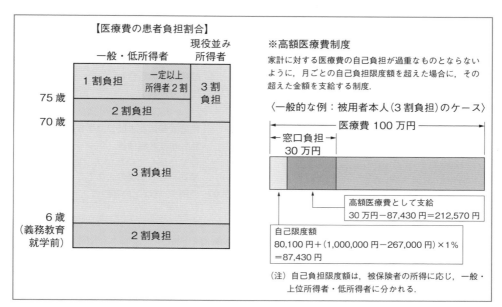

図 7-2　医療保険における患者負担割合（厚生労働省）　　　　（厚生労働省ホームページ）

場合は，保険診療との併用が認められ，保険外併用療養費として，保険給付を受けることが可能となっている．

　評価療養および**患者申出療養**は，保険導入を前提に評価を行うもので，**選定療養**は保険導入を行わない前提のものと位置づけられている．

6. 審査支払機関

　公的な保険診療に伴う診療報酬は，医療機関が**審査支払機関**に毎月請求を行い，審査支払機関が審査を行い，支払が行われる仕組みが確立している．審査支払機関は，被用者保険の場合は**社会保険診療報酬支払基金**が，国民健康保険や後期高齢者医療制度の場合は**国民健康保険団体連合会**が審査を行っている．

7. 保険医ならびに保険医療機関と責務

　医療保険制度での診療サービスを提供する病院や診療所などは，厚生労働大臣の指定を受けることが必要で，通常，指定を受けた医療機関や薬局のことを保険医療機関または保険薬局という．また，医師，歯科医師，調剤を行う薬剤師が医療保険での診療や調剤を行う場合，厚生労働大臣への登録を行う必要があり，登録を行った医師，歯科医師は**保険医**，薬剤師は**保険**

薬剤師となり，医療保険での診療や調剤を行う取り扱いとなっている．なお，関連する規則として「保険医療機関及び保険医療養担当規則」がある．

8. 医療保険制度に関係する法律と規制
1) 関連する法律

　日本の医療保険制度は，100 年以上の歴史があり，徐々に制度が新設されたため，他の社会保険制度に比較して多くの法律から成り立っている．なお，関係する法律と加入対象は，**表 7-7**に示す通り．

　また，高齢者の医療の確保に関する法律に基づき，医療計画と同時に 6 年ごとに定期的に策定される医療費適正化計画が位置づけられているとともに，この計画等に基づき，医療保険者が特定健康診査，特定保健指導を行うことが位置づけられている．

2) 関連する規則

　医療保険制度の運営には，被保険者に医療を提供する保険医療機関と保険医が指定され，医療提供が行われており，関連する法律として，保険医保健医療機関療養担当規則があり，保険医の診療の方針や保険医療機関でのサービスの提供法等が定められている．

表 7-7　医療保険制度に関係する法律と加入対象者

保健の種類	関係する法律	加入対象者（健康保険は家族を含む）
職域保険	健康保険法	会社員（家族を含む）
	船員保険法	船員（家族を含む）
	共済組合関連法	国家公務員
	国家公務員共済組合法	
	地方公務員等共済組合法	地方公務員および公立学校教職員
	私立学校教職員共済法	私立学校教職員等
地域保健	国民健康保険法	企業に属していない人（自営業・農業従事者・無職の人など）
後期高齢者医療制度	高齢者の医療の確保に関する法律	原則 75 歳以上の高齢者

Ⅳ　年金制度

1．年金の種類

　老後の生活保障については，国民すべてが国民年金制度に加入し，基礎年金の給付を受ける仕組みになっている．

1）国民年金（基礎年金）

　基礎年金の部分である**国民年金**については，20 歳以上 60 歳未満の者に対して，加入することが義務づけられている．

2）厚生年金

　厚生年金の被保険者（加入者）は，民間サラリーマン，公務員であり，保険料は労使折半で負担することとなっている．

2．年金給付の種類

　(1)　老齢年金
　(2)　障害年金
　(3)　遺族年金

Ⅴ　雇用保険および労働者災害補償保険制度

1．雇用保険

　雇用保険は，労働者が失業した場合および雇用継続が困難な場合，自ら職業に関する教育訓練を受けた場合に求職者給付や教育訓練のための給付金など必要な給付を行うことで，労働者の生活および雇用の安定をはかるとともに，求職活動を容易にするなどその就職を促進し，労働者の職業の安定に資するため，失業の予防，雇用状態の是正および雇用機会の増大，労働者

の能力の開発および向上その他労働者の福祉の増進をはかることを目的としている．

2．労働者災害補償保険

　仕事中に業務が原因となって発生した災害（業務災害）や通勤途上の災害（通勤災害）に遭遇した場合に，被災した労働者またはその遺族に対し所定の保険給付を行う制度のことで被災した労働者の社会復帰の促進や遺族の援護なども行っている．

　労働者災害補償保険制度は，原則雇用されているすべての労働者を対象としている．

　労働者災害補償保険の保険料はすべて事業主が全額を負担する．

Ⅵ　介護保険制度

1．保険者，被保険者など

　介護保険制度の保険者は，市町村である．

　被保険者については，第 1 号被保険者が 65 歳以上の者で，保険料は所得段階別に定められている．**第 1 号の被保険者**（加入者）の介護などが必要な場合には，一定の手続きを経たうえで，受給がされる仕組みとなっている．

　また，40 歳以上 65 歳未満の者は，第 2 号の被保険者と位置づけ，医療保険者が医療保険料とともに，介護保険料を徴収する仕組みが設けられている．

　なお，**第 2 号被保険者**が，末期がんや関節リウマチなどの病気により要介護の状態になったときには，介護保険での受給が行われることと

なっている.

2. 要介護認定と介護の給付（サービス提供）について

被保険者（加入者）が要介護となった場合，介護保険の保険者である市町村に申請すると，市町村が調査を行い，主治医の意見書を踏まえ，介護認定審査会が審査を行い，要介護認定を行うこととなっている.

なお，被保険者の介護や支援の必要状況に応じて，

自立
要支援1，2→予防給付
要介護1，2，3，4，5→介護給付

の計8段階に分けられ，要支援1，2は，予防給付，要介護の場合，介護給付がされることとなる．数字が大きいほど要介護度が高い．1カ月あたりに受けられるサービスについては**支給基準限度額**が設けられており，要介護度が高いほど，この基準限度額が高くなる仕組みとなっている．このため，要介護認定された者がどのサービスを選択するかの対応が求められることから，通常，介護サービスを要介護の者が受けるにはケアプラン（居宅介護サービス計画）を策定して，保険者である市町村に提出することが必要となる．

3. 利用者負担

ケアプラン（居宅介護サービス計画）提出後，居宅サービスを現物給付で受ける場合，利用者負担は1割で，一定以上の所得者の場合は2割，現役並み所得者の場合3割となっている．

4. 介護支援専門員（ケアマネジャー）

要介護者または要支援者（以下「要介護者など」という）からの相談に応じ，要介護者などがその心身の状況などに応じ適切なサービスを利用できるよう，市区町村，サービス事業者などとの連絡調整などを行う者のことである．

Ⅶ 社会福祉行政

社会福祉行政は，国では，厚生労働省およびこども家庭庁が担っており，以下に示す局で所管されている．

【厚生労働省】
社会援護局：生活保護，障害者福祉
老健局　　　：介護保険，老人福祉
【こども家庭庁】
こども成育局：子育て支援
こども支援局：虐待防止，障害児支援

地方公共団体には，福祉事務所などがおかれている．

Ⅷ 生活保護制度

1. 制度の概要

生活保護制度は，その利用できる資産，能力その他あらゆるものを活用しても，なお生活に困窮する場合に，必要な保護を行うとともに，自立を助長する制度である．

2. 生活保護の原理

生活保護制度を適切に運営していくうえでの基本となる原理には，次の4つがある．
(1) 国家責任による最低生活保障の原理
国の責任で，最終的に最低生活を保障．
(2) 無差別平等の原理
信条，性別，身分は無関係で，原因を問わず，困窮状態に着目して給付を行う．
(3) 保護の補足性の原理
できることをすべて実施し，不足分を補う．
(4) 健康で文化的な最低生活保障の原理
憲法の規定に基づき，健康で文化的な最低限度の生活を維持できる給付内容により給付が行われている．

3. 生活保護の給付の種類

生活保護の給付には，**生活扶助，教育扶助，住宅扶助，医療扶助，介護扶助，出産扶助，生業扶助，葬祭扶助**があり，**医療扶助**と**介護扶助**は現物給付で，その他の扶助は原則金銭給付に

表 7-8 主な児童施設等の現状

里親	家庭における養育を里親に委託		登録里親数	委託里親数	委託児童数	ファミリーホーム	養育者の住居において家庭養護を行う（定員 5～6 名）	
			13,485 世帯	4,609 世帯	5,832 人			
	区分 （里親は重複登録有り）	養育里親	11,047 世帯	3,627 世帯	4,456 人		ホーム数	417 カ所
		専門里親	716 世帯	188 世帯	215 人			
		養子縁組里親	5,053 世帯	351 世帯	344 人		委託児童数	1,660 人
		親族里親	618 世帯	576 世帯	817 人			

施設	乳児院	児童養護施設	児童心理治療施設	児童自立支援施設	母子生活支援施設	自立援助ホーム
対象児童	乳児（特に必要な場合は，幼児を含む）	保護者のない児童，虐待されている児童その他環境上養護を要する児童（特に必要な場合は，乳児を含む）	家庭環境，学校における交友関係その他の環境上の理由により社会生活が困難となった児童	不良行為をなし，又はなすおそれのある児童及び家庭環境その他の環境上の理由により生活指導等を要する児童	配偶者のない女子又はこれに準ずる事情にある女子及びその者の監護すべき児童	義務教育を終了した児童であって，児童養護施設等を退所した児童等
施設数（公立・私立）	146 カ所	612 カ所	51 カ所	58 カ所	221 カ所	193 カ所
定員	3,906 人	31,494 人	1,992 人	3,464 人	4,592 世帯	1,255 人
現員	2,760 人	24,539 人	1,370 人	1,201 人	3,367 世帯 8,993 人 （母親を含む）	662 人
職員総数	5,226 人	19,239 人	1,456 人	1,799 人	2,075 人	885 人

小規模グループケア	1,936 カ所
地域小規模児童養護施設	456 カ所

※里親数，FH ホーム数，委託児童数，乳児院・児童養護施設・児童心理治療施設・母子生活支援施設の施設数・定員・現員は福祉行政報告例（令和2 年 3 月末現在）
※児童自立支援施設・自立援助ホームの施設数・定員・現員，小規模グループケア，地域小規模児童養護施設のカ所数は家庭福祉課調べ（令和元年10 月 1 日現在）
※職員数（自立援助ホームを除く）は，社会福祉施設等調査報告（令和元年10 月 1 日現在）
※自立援助ホームの職員数は家庭福祉課調べ（令和2 年 3 月 1 日現在）
※児童自立支援施設は，国立 2 施設を含む

（令和 3 年度「厚生労働白書」より）

より行われている．

Ⅸ 児童と家庭の福祉制度

　児童福祉法，子ども・子育て支援法，児童手当法等の法律により，制度が運用されている．

1. 児童福祉について

　児童福祉法により行われており，この法律では児童福祉を行う施設，児童相談所について，

定めている．

1) 主な児童施設

　主な児童施設とその現状を，**表 7-8** に示す．

2) 児童相談所

　児童福祉法では**都道府県**や**政令指定都市**等が児童相談所を設置することとなっている．児童相談所の役割は，子どもに関する家庭その他からの相談に応じ，子ども置かれた環境の状況等を的確に捉え，最も効果的な援助を行い，**子どもの福祉および権利を擁護**することである．

2. 子どものための教育・保育給付

保育所，認定こども園，幼稚園に対して，「子ども・子育て支援法」による子どものための教育・保育給付が行われている．なお，利用者負担については，所得に応じて支払う応能負担がある．

3. 児童手当など

一定の金銭給付を行い，貧困に陥るのを予防しようとするものとして**社会手当**があり，児童と家庭の福祉制度として，**児童手当，児童扶養手当，特別児童扶養手当**などがある．いずれの手当についても支給に所得制限がある．

1）児童手当

父母その他の保護者が子育てについて家庭などにおける生活の安定に寄与するため，0歳から中学校卒業までの児童を養育する者に支給される．

2）児童扶養手当

ひとり親家庭の児童が育成される家庭の生活の安定と自立の促進に寄与するため，18歳の誕生日の年度末まで支給されるものである．

3）特別児童扶養手当

精神または身体に障害を有する児童について手当を支給することにより，これらの児童の福祉の増進をはかることを目的にしている．

4. 児童虐待への対応と児童福祉関連施設

2000年に制定された児童虐待防止法により児童虐待について，発生予防から自立支援までの一連の対策のさらなる強化をはかるため，被虐待児童への自立支援などの対策が進められている．児童相談所等での対応の後，児童福祉の関連施設である児童養護施設，乳児院，情緒障害児短期治療施設，児童自立支援施設，母子生活支援施設を活用した小規模でのケア推進がなされるとともに，退所した者への対応が進められている．

Ⅹ　障害児者の福祉制度

障害児者の福祉制度は，**図7-3**に示すとおり，主に**障害者総合支援法**により行われており，地域での生活支援ならびに障害者の自立支援を図るための事業が行われている．

1. 障害者の地域生活支援

障害者の生活支援は，地域生活支援事業として**市町村，都道府県**で事業が行われる．市町村の場合は，理解促進研修・啓発，自発的活動支援，相談支援，成年後見制度医療支援，成年後見制度法人後見支援，意思疎通支援，日常生活用具給付等，手話奉仕員養成研修，移動支援，地域活動支援センター機能強化に対する事業が行われているほかに，任意の事業として，日常生活支援，社会参加支援，就業就労支援についての事業が行われている．

都道府県では市町村の支援が行われており，市町村単位での実施が難しい広域事業や，人材育成等の事業が実施されている．

2. 障害者の自立支援に対する事業の実施

障害者の自立支援を図るために，介護給付，訓練等給付，自立支援医療，補装具についての給付を行うさまざまな**自立支援給付**が障害児者に対して行われており，通常の患者負担を軽減するため，公費による助成が，個々の対象者の収入等に基づき行われている．生活保護を受けている場合や低所得の場合は負担がない．

このうち，**自立支援医療**については，18歳未満の者を対象とした**育成医療**，18歳以上の者を対象とした**更生医療**，精神疾患で通院している者を対象とする**精神通院医療**が行われている．

Ⅺ　高齢者の福祉制度および虐待防止への福祉制度での対応

1. 高齢者の福祉制度

高齢者の福祉制度を運用するため，**老人福祉法**が制定されている．現在は多くが**介護保険制度**で対応されているが，介護保険制度でのサービスが継続できない場合等に，老人福祉制度によるサービスが提供されることとなっている．

サービスの例としては，在宅福祉に関するサービス（訪問介護，通所介護，短期入所生活介護等）や老人福祉施設での入所サービス（特別養護老人ホーム，軽費老人ホーム，有料老人

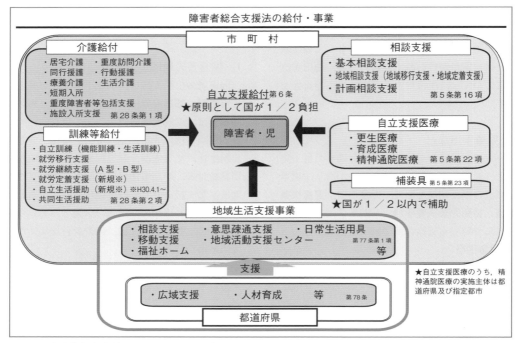

図7-3 障害者総合支援法による給付および事業について

ホーム等）があげられる．

2. 虐待防止に対する対応

　児童，障害者，高齢者に対する虐待への対応については，各法律により虐待の種類の位置づけや対応が規定されている．児童虐待の場合は**児童相談所**に，障害者虐待や高齢者虐待の場合は，施設等での養護者への対応が必要となることから，**市町村等**への**通報**が位置づけられている．個々の法律は以下の通りである．

1) 児童虐待の防止等に関する法律

　児童福祉における児童に対しては，「児童虐待の防止等に関する法律」により，児童相談所が対応を行っている．児童虐待の種類として，①身体的虐待，②性的虐待，③養護を著しく怠る（ネグレクト），④心理的虐待が位置づけられている．親子等への対応が主となる．

2) 障害者虐待の防止，障害者の養護者に対する支援等に関する法律

　障害児者に対しては，「障害者虐待の防止，障害者の養護者に対する支援等に関する法律」により対応がなされている．虐待の定義として，

①養護者による障害者虐待，②障害者福祉施設従事者等による障害者虐待，③使用者による障害者虐待があり，虐待の種類として，①身体的虐待，②放棄・放置，③心理的虐待，④性的虐待，⑤経済的虐待が位置づけられている．

3) 高齢者虐待の防止，高齢者の養護者に対する支援等に関する法律

　高齢者虐待については，「高齢者虐待の防止，高齢者の養護者に対する支援等に関する法律」により対応がなされている．虐待の種類は①身体的虐待，②ネグレクト，③心理的虐待，④性的虐待，⑤経済的虐待が位置づけられている．

VIII 編

歯科疾患の疫学と歯科保健統計

歯科疾患の指標

Ⅰ　う蝕に関する指標

う蝕は，一度罹患すると自然治癒することがない蓄積性疾患であるので，治療済みの歯やう蝕による抜去歯も含めてう蝕経験として指数化される．また，指数の単位として人，歯，歯面で示すことができる．

1.　う蝕経験の指標

永久歯う蝕経験は **DMF** で示される．すなわち，う蝕に罹患して処置を行っていない状態である未処置歯：D（decayed teeth），う蝕によって喪失した喪失歯：M（missing teeth）および処置の終了した処置歯：F（filled teeth）に分類され，これをもとに指標化される（**表 8-1**）．

乳歯う蝕では，小文字の dmf を使用するが，5 歳以上では **dmf** の代わりに **def**（e＝indicated for extraction，抜去を指示された未処置乳歯）を用いる．

2.　その他の指標

1) ICDAS 基準（International Caries Detection and Assessment System）

初期う蝕の検出と活動性の評価に基づくう蝕の診断基準である．歯面清掃後に 5 秒間エア乾燥させて表面性状を観察し，コードで評価する．コードは 2 桁で，10 の位に「修復コード」，1 の位に「う蝕コード」を示す（**表 8-2**）．

2) RID 指数（Relative Increment of Decay）

一定の期間をおいた 2 時点において，う蝕の発生増加を示す指数である．すべての歯面に対してう蝕に罹患した歯面数を比率で示す（**表 8-3**）．

3) Tooth fatality rate by dental caries

う蝕が原因による機能喪失歯率のこと．

Tooth fatality rate

$$=\frac{M 歯数（抜去を指示されたう歯を含む）}{DMF 歯数}\times100（\%）$$

で計算する．

表 8-1　指標と計算式（永久歯）

指標	計算式
DMF 者率	$\dfrac{D，M，F いずれかの歯を 1 歯以上有する被検者数}{被検者数}\times100（\%）$
DMF 歯率	$\dfrac{被検歯中の DMF 歯の合計数}{被検歯数（M を含む）}\times100（\%）$
DMF 歯面率	$\dfrac{被検歯面中の DMF 歯面の合計数}{被検歯面数（M の歯面数を含む）}\times100（\%）$
DMFT 指数	$\dfrac{被検者中の DMF 歯の合計数}{被検者数}$
DMFS 指数	$\dfrac{被検者中の DMF 歯面の合計数}{被検者数}$

表 8-2　ICDAS 基準の修復コードとう蝕コード

	修復コード	う蝕コード
コード 0	健全	健全
コード 1	部分的シーラント	エナメル質に最初の可視変化
コード 2	全体的シーラント	エナメル質に明白な可視変化
コード 3	歯冠色の修復	エナメル質の限局的破壊
コード 4	アマルガム修復	象牙質う蝕の陰影が観察される
コード 5	ステンレス冠	肉眼的に観察できる明瞭な象牙質う蝕
コード 6	ポーセレン，金，金属，ベニア冠	肉眼的に観察できる広範囲な象牙質う蝕
コード 7	修復物の破折，脱離	
コード 8	暫間修復	
コード 9	その他（喪失歯，未萌出歯など）	

表 8-3　a，b の 2 時点における所見の組み合わせ

a 時点での所見	b 時点での所見			
	健全	う蝕	充填	存在せず
健全	N_{1-1}	N_{1-2}	N_{1-3}	N_{1-4}
う蝕	N_{2-1}	N_{2-2}	N_{2-3}	N_{2-4}
充填	N_{3-1}	N_{3-2}	N_{3-3}	N_{3-4}
存在せず	N_{4-1}	N_{4-2}	N_{4-3}	N_{4-4}

$$RID\ index = \frac{絶対う蝕増加量}{う蝕となりうる歯面数}$$

$$= \frac{N_{1-2}+N_{4-2}+(0.8)N_{1-3}+N_{4-3}}{N_{1-1}+N_{1-2}+N_{1-3}+\frac{(N_{4-1}+N_{4-2}+N_{4-3})}{2}} \times 100\ \text{で計算する.}$$

Ⅱ　歯周病に関する指標

1. PMA Index（Schour & Massler, 1948）

歯肉炎の広がりを数量化した指数．若年者の歯肉炎の調査に適する．

1) 診査部位

$\frac{3+3}{3+3}$（または $\frac{7+7}{7+7}$）唇側歯肉

P：papillary gingiva　歯間乳頭部歯肉

M：marginal gingiva　辺縁歯肉

A：attached gingiva　付着歯肉

2) 診査手順

(1) 診査部位である歯間乳頭，辺縁歯肉および付着歯肉の炎症（発赤，腫脹）の有無をみる．

(2) 炎症があれば 1 点，なければ 0 点とする．

(3) 各部位の合計点が PMA Index となる．

2. Periodontal Index（PI）（Russel, 1956）

歯肉炎をはじめ歯周炎までの幅広い歯周病の調査に適する．特に成人検診で有用性が高い．

1) 診査部位

全歯

2) 診査手順

(1) 現在歯の 1 本 1 本を評価基準に従って診査する．

(2) PI＝各歯の点数の合計/被検歯数となる．

3) 評価基準（表 8-4）

検診の場ではエックス線検査を併用しない．疑わしい場合は低い点数をとる．

表 8-4　PI の評価基準

点数	野外研究の場合	エックス線検査が利用できる場合
0	異常なし	
1	歯肉の一部に炎症あり	所見なし
2	歯肉の全周に炎症あり	
4		歯槽骨頂に初期吸収像
6	ポケット形成	歯根長の 1/2 に達しない骨吸収
8	咀嚼機能の喪失	歯根長の 1/2 以上の骨吸収

表 8-5　GI の評価基準

点数	内容
0	正常歯肉
1	軽度歯肉炎（歯肉炎は存在するが，プローブで出血しない）
2	中等度歯肉炎（歯肉炎がある．プローブで出血する）
3	高度歯肉炎（自然出血の傾向）

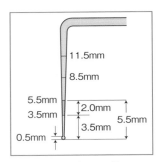

図 8-1　CPI プローブ[19]

表 8-6　CPI の評価基準

歯肉出血のスコア		ポケットのスコア	
スコア	基準	スコア	基準
0	健全	0	健全
1	プロービングによる歯肉出血	1	ポケットの深さ 4〜5 mm
※除外歯および歯がない場合は，両者とも以下のスコアを記入する 9＝除外歯，×＝歯の存在なし		2	ポケットの深さ 6 mm 以上

3. Gingival Index (GI) (Löe & Silness, 1963)

炎症の広がりと強さを組み入れた評価で，疫学調査および臨床にも応用できる．Plaque Index（PℓI）と同時に用いるとよい．

1) 対象部位

$\dfrac{6\ \ 2\ \ 4}{4\ \ 2\ \ 6}$ の頰側，舌側，近心および遠心側の 4 面．

2) 診査手順

(1) 対象部位の歯肉の炎症状態を評価基準に従って診査する．

(2) 歯の GI＝4 面の点数の合計/4
個人の GI＝歯の GI の合計/被検歯数
集団の GI＝個人の GI の合計/被検者数

3) 評価基準（表 8-5）

4. Community Periodontal Index (CPI) (WHO, 1997, 2013)

CPI は 1982 年に WHO が提案した地域集団，歯周疾患の程度と治療必要度を推測するための指標 CPITN を 1997 年に変更したものである．

その後，2013 年 10 月に WHO が新しい口腔診査法のテキストを刊行し，口腔内の全歯の歯肉出血と歯周ポケットを診査することとなった．

1) 診査部位

全歯

	プラーク指数（DI）				歯石指数（CI）			
	右側	中央	左側	合計	右側	中央	左側	合計
上顎 頬／舌								
下顎 頬／舌								
合計								

図 8-2　OHI の診査用紙

表 8-7　OHI の評価基準

点数	プラーク	歯石
0	付着なし	付着なし
1	歯面 1/3 以下	縁上歯石歯面 1/3 以下
2	歯面 1/3～2/3	縁上歯石歯面 1/3～2/3 か，または縁下に点状
3	歯面 2/3 以上	縁上歯石歯面 2/3 以上 か，または縁下に帯状

2) 診査手順
(1) **CPI プローブ**（図 8-1）を用いる．
(2) プローブ操作によって歯肉からの出血の有無と歯周ポケットの深さを計測する．プローブは力を入れずに軽く動かすことを原則として，プロービング圧も 20 g を超えてはならない．
(3) 評価基準に従いスコア化する．

3) 評価基準（表 8-6）

Ⅲ　口腔清掃状態に関する指標

1. Oral Hygiene Index（OHI）（Greene & Vermillion, 1960）

1) 診査部位
$\dfrac{7-4 \mid 3-3 \mid 4-7}{7-4 \mid 3-3 \mid 4-7}$ の 6 ブロック

2) 診査手順
(1) 6 ブロックごとにおのおの属している歯の頬舌側を診査し，プラーク，歯石の沈着度を評価基準に従ってチェックする．
(2) 各ブロックで最高の点を頬側，舌側から 1 つずつ選び，プラークと歯石に分けて診査用紙に記録する（**図 8-2**）．

(3) 各ブロックの頬舌側の最高点をプラスして，プラークと歯石の各ブロック点を出す．
(4) 各ブロック点をプラスして，6 ブロックの合計点をプラークと歯石の別に出す．
(5) プラークと歯石おのおのの合計点を 6 で割ると，プラーク指数 debris index（DI）と歯石指数 calculus index（CI）が求められる．
(6) DI と CI を加えたものが OHI である．

3) 評価基準（表 8-7）

2. Oral Hygiene Index-Simplified（OHI-S）（Greene & Vermillion, 1964）

1) 診査部位
$\dfrac{6 \mid 1 \mid 6}{6 \mid 1 \mid 6}$

2) 診査手順
(1) $\overline{6 \mid 6}$ は舌側，$\dfrac{6 \mid 1 \mid}{\mid 1}6$ は唇頬側のみをみる．
(2) おのおのの歯面のプラークと歯石の沈着を，OHI の評価基準でチェックする．
(3) 各歯のプラークと歯石の点数を，6 歯分それぞれ合計する．
(4) プラークの合計点数を 6 で割ると，プラーク指数 debris index-simplified（DI-S），歯石の合計点数を 6 で割ると，歯石指数 calculus index-simplified（CI-S）が出る．
(5) OHI-S＝DI-S＋CI-S である．OHI-S は OHI の簡略型で点数は OHI の半分の値である．

表 8-8　PℓI の評価基準

点数	基準
0	プラークなし
1	歯肉縁部にフィルム状のプラーク
2	歯肉縁部に肉眼でみえる中等度のプラーク
3	歯肉縁部に 1～2 mm の大量のプラーク

表 8-9　CFI の診査基準

点数	分類	診査基準
0	normal	正常の形態，透明度
0.5	questionable	点在する小白斑
1	very mild	白濁部が歯面の 1/4 以下
2	mild	白濁部が歯面の 1/2 以下
3	moderate	全歯面の白濁および小窩，着色を認める
4	severe	形成不全を伴う，著明な着色

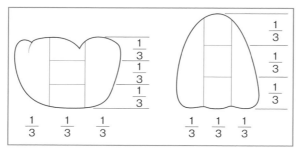

図 8-3　PHP の診査部位[19]

3. Plaque Index（PℓI）（Silness & Löe, 1964）

1）診査部位

$$\frac{6\quad 2}{4\quad 2}\Big|\frac{4}{6}$$

2）診査手順

（1）各歯の唇頰側，舌側，近心側および遠心側の歯肉縁部をみる．

（2）評価基準によって点数を与える．

（3）歯の PℓI＝4 面の点数の合計/4

個人の PℓI＝歯の PℓI の合計/被検歯数

集団の PℓI＝個人の PℓI の合計/被検者数

3）評価基準（表 8-8）

4. Patient Hygiene Performance（PHP）（Podshadley & Haley, 1968）

1）診査部位

$$\frac{6\quad 1}{6}\Big|\frac{6}{6}$$

2）診査手順

（1）$\overline{6|6}$ は舌側，$\frac{6\quad 1}{1}\Big|\, 6$ は唇頰側のみをみる．

（2）各歯面を近遠心的に 3 分画し，さらに中央部を歯頸側・中央・咬合面側に 3 等分

した 5 部位を診査部位とする（**図 8-3**）．

（3）歯垢染色液で歯垢を染め，染め出された部位に 1 を付与する．

（4）個人の PHP＝各歯面の点数の合計/被検歯面数

集団の PHP＝個人の PHP の合計/被検者数

5. Plaque Control Record（PCR）（O'Leary ら, 1972）

1）診査部位

全歯

2）診査手順

（1）全歯の唇頰側，舌側，近心側および遠心側の 4 つの面をみる．

（2）各歯面のプラーク付着状態を調べ，付着の有無をみる．

（3）プラーク付着歯面数/被検歯数＝PCR（%で通常示す）

表 8-10　DAI における診査項目

・切歯，犬歯，小臼歯の欠損歯数
・切歯部の叢生
・切歯部の空隙
・正中離開
・上顎前歯部の最大偏位
・下顎前歯部の最大偏位
・上顎前歯部のオーバージェット
・下顎前歯部のオーバージェット
・前歯部の開咬
・臼歯の近遠心的関係

Ⅳ 　歯のフッ素症に関する指標

1. CFI（Community Fluorosis Index）（Dean, 1942）

　地域フッ素症指数とよばれることもある．

　Dean による歯のフッ素症の分類に点数を付与して計算される（**表 8-9**）．

1）CFI の算出

$$CFI = \frac{\Sigma（点数 \times 各程度の分類に属する人数）}{被検者数}$$

2）CFI の判定

0.4 以下	問題なし
0.4～0.6	境界域
0.6 以上	フッ素症流行地域

Ⅴ 　不正咬合に関する指標

1. dental aesthetic index（DAI）（Cons, 1986）

　WHO が検診における咬合異常の診査基準として採用し，CPI プローブを用いて**表 8-10** に示す内容を診査する．

VIII編　歯科疾患の疫学と歯科保健統計

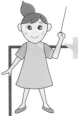

国試に出題されています！

問　歯科保健関連データで順序尺度はどれか．1つ選べ．（第30回/2021 年）

a　CPI
b　DMFT
c　RID index
d　O'Leary の PCR

答　a

歯科疾患の疫学

Ⅰ　う蝕の疫学

1. 宿主要因との関連

　歯の解剖学的特徴（歯種・歯面）ならびに唾液の物理的・化学的性状が，う蝕発現と関連性を有する．深い小窩裂溝や盲孔を有する歯はう蝕感受性が高い．また，平滑面に比較して，咬合面や隣接面ではう蝕感受性が高い．唾液の分泌量が少なく，緩衝能が低い場合にはう蝕感受性は高くなる．

　エナメル質表層は萌出後に唾液にさらされることで，石灰化が進む．萌出から数年後には成熟して石灰化度が高くなり，う蝕感受性は低下する．一方，加齢に伴い根面が露出すると根面う蝕のリスクが高くなる．

2. 環境要因との関連

　口腔内環境では，飲食物の影響が強く，砂糖を含有する飲食物の摂取が多くなるほど，う蝕発現は増加する関係にある．また，砂糖の摂取においては，摂取量のほかに接種頻度や摂取時間が関連する．Turku Sugar Studies では砂糖・果糖・キシリトールのう蝕誘発性について検討を行い，**キシリトールの低う蝕誘発性**を明らかにしている．

　口腔外環境では，家庭環境が三世代同居家族の場合，社会環境としては大都市より農村地域で，経済的環境では低所得者ほどう蝕発現が増加することなどが知られている．飲料水中のフッ素濃度とう蝕発現との関連はよく知られた事実である．

3. 病因との関連

　う蝕原因菌である**ミュータンスレンサ球菌**がう蝕発生において重要な働きをする．ミュータンスレンサ球菌が歯面に強固に付着し，非水溶性で粘着性のグルカンを介して歯面に定着する．ミュータンスレンサ球菌が数多く定着している個人や歯はう蝕感受性が高くなる．

4. 時間要因との関連

　う蝕原因菌と歯面が接触している時間が長くなるとう蝕発現の可能性が増加するので，プラーク除去を的確に行うことによりう蝕リスクを低減できる．

　う蝕原因菌の栄養源となる発酵性糖質（特に砂糖）を摂取する頻度が多いとう蝕の多発や重症化を招くことがある．Vipeholm study では**砂糖**の**摂取量**よりも**摂取法**によってう蝕の発病が左右されることを明らかにしている．

Ⅱ　歯周病の疫学

1. 宿主要因との関連

　歯周病は加齢とともに慢性的に進行する．歯肉炎は若年者にも多く認められるが，歯周炎は25歳以降増加し，35歳を過ぎると重症化が顕著となる．60歳を過ぎると歯周病を持つ者の割合は減少するが，これは歯を喪失する者が増加するためである．近年，8020運動などにより，高齢者の現在歯数が増加してきており，高齢者の歯周病の割合は増加すると考えられる．

　口腔内要因では，歯や歯周組織の解剖学的形態，咬合状態などと関連性があり，歯種では上下顎の中・側切歯と下顎大臼歯に好発する．**全身的要因**（血液疾患，代謝障害，ストレスなど）は歯周病発症の**誘因**や**進行悪化**の因子である．

2. 環境要因との関連

　生活環境の影響は強く，口腔清掃習慣の不良，喫煙などの不健康な生活習慣，ストレスなどが歯周病の発症に関与する．**喫煙習慣**と歯周病と

の関連が明らかにされるようになり，喫煙本数が多いほど症状が重くなる．生活習慣病との関連性も指摘されており，メタボリックシンドロームに伴う**糖尿病**は，免疫機能の低下や組織修復能力の低下が生じ，歯周病の発症と進行が促される．

3.　病因との関連

歯周病の**直接的病原因子**は歯面・歯石表面に付着している細菌，および歯肉溝や歯周ポケット内に生息している細菌で，歯周組織破壊の主役である．細菌の付着を促進するような不適合な修復物，歯の形態や歯列の異常なども歯周病を起こしやすくする．

Ⅲ　歯の喪失の疫学

8020財団の実施した永久歯の抜歯原因調査では，歯周病が最も多く，次いでう蝕，破折，その他，埋伏歯，矯正の順となっている．このうち破折の多くは無髄歯であり，う蝕由来であると考えられる．これらのことから，歯の喪失の2大原因は「**歯周病**」と「**う蝕**」と言える．

年齢階級別では，う蝕の割合は30歳代まで増加するが，それ以降で減少し，80歳代で再び増加する．歯周病と破折の割合は35歳以降で年齢とともに増加し，60歳以降でほぼ一定となる．矯正の割合は20歳未満がほとんどであり，埋伏歯の割合は20歳代で他の年齢階級に比べ多くなっている．男女別では，歯周病の割合は女性に比べ男性でやや多く，破折の割合は男性に比べ女性でやや多くなっている．

歯種別では，歯周病による抜歯数は上下顎前歯部で多く，う蝕による抜歯数は上顎臼歯部で多い傾向にあり，下顎の智歯では埋伏歯による抜歯数が多くなっている．

Ⅳ　口腔の悪性新生物の疫学

口腔内には歯原性，非歯原性，良性・悪性を含めてさまざまな腫瘍が発生する．顎骨では多くの種類の歯の発生組織に由来した良性腫瘍が発生することが多い．**悪性腫瘍**は舌癌，歯肉癌，口底癌，頬粘膜癌，唾液腺癌などであり，そのほとんどは扁平上皮癌である．口腔・咽頭の悪性腫瘍の発生率は全領域のなかでは2～3％，このうち舌や歯肉での発生頻度が高い．男女別では男性に多く，年齢別では男性で70歳代に最も多く，女性では年齢とともに増加していく．初期の段階の口腔・咽頭の悪性腫瘍の場合，5年生存率は90％を超え高い状態にある．口腔・咽頭の悪性腫瘍の死亡率は女性より男性のほうが多い．

口腔の悪性腫瘍においては，環境要因の比重が高く，喫煙や飲酒，食事などによる化学的刺激，う蝕や歯石，不適合補綴装置などによる機械的刺激，炎症による口腔粘膜の障害，ウイルス感染（ヒトパピローマウイルス）等があげられる．また，白板症や紅板症は10％程度の癌化率を有しているとされ，**口腔潜在的悪性疾患**として慎重な経過観察が推奨されている．

SECTION 3

衛生統計の基礎

Ⅰ 疫学調査の進め方

　疫学とは健康者を含めた人間集団を対象として，健康の要因およびヒトの疾病，異常の発生原因（たとえば，鳥インフルエンザの鳥，BSEの牛などはヒトの健康に影響を及ぼす原因）を宿主，病因，環境の各要因について研究し，その成果を健康増進，疾病異常の予防に生かす学問である．疫学研究の進め方は，**記述疫学→分析疫学→実験疫学**（介入研究）の各段階を経過して進められる（**表8-11**）．また，分析疫学の方法は，調査する時間的関係から，横断研究，患者対照研究やコホート研究がある（**表8-12**）．

1. 母集団と標本

　母集団とは，調査や研究の対象となる集団の全体を指す．その集団の中から抽出された個体を**標本**（サンプル）という．たとえば，全校生徒1,000人の学校で，う蝕の状態を調査するために100人の生徒を抽出したとすると，この場合の母集団は1,000人の生徒で，標本は100人の抽出された生徒といえる．

2. 標本調査

　母集団から標本を抽出して調査する方法を標本調査という．標本調査は，①母集団が大きく全数調査が難しいとき，②時間・費用に制約があるとき，③調査内容が多くて複雑なとき，に用いられる．標本抽出法には以下のものがある．

1）有意抽出法

　母集団から調査者が意図的に標本を抽出する方法である．偏った標本を抽出する可能性が高く，信頼のおける客観的なデータを得にくい．

2）無作為抽出法

　母集団からその集団の特性が偏らないように偶然により標本を抽出する方法である．

表8-11　疫学の各過程と特徴

疫学の各過程	内容と特徴
記述疫学	観察と記録に基づいて対象の特性（頻度・分布など）を記述し，疫学仮説を設定する．
分析疫学	仮説を検証し，因果関係を推定する．推定する方法には，横断研究，患者-対照研究やコホート研究がある．
実験疫学（介入研究）	分析疫学で確認された関連性の高い要因について，実験的に確かめる方法．ただし実施には倫理上の制約がある．

表8-12　分析疫学の方法と特徴

研究デザイン	分析法の特徴
横断研究	諸因子の測定を一時点（現在）で行い，経過を追わない．サンプル集団内での諸因子の分布を観察し，原因と結果を推論する．
患者対照研究（症例対照研究）	疾患をもつ群ともたない群（現在）がサンプリングされ，疾患に関係する諸因子の程度を両群で比較し，どの因子が関連があるのかを検討する．
コホート研究	コホート研究は，対象者を一定期間にわたって追跡観察する．前向きと後ろ向きの2つのタイプに分けられる．
①前向きコホート研究	①前向きの場合：ベースライン調査によって諸因子の推定を行い（現在），追跡観察し，疾病発生の有無を測定する（将来）．
②後向きコホート研究	②後向きの場合：以前に測定された諸因子（過去）に関するベースライン調査を収集し，追跡観察し，疾病発生の有無を測定する（現在）．

表 8-13　データの種類と分類

質的データ	名義尺度	分類のみを表現し，カテゴリーに順序性がない．	例：性別（男/女），血液型（A/B/O/AB）
	順序尺度	カテゴリーに順序性がある．	例：病状（軽症/中度症/重症），好み（好き/普通/嫌い），歯石の程度（少ない/中程度/多い）
量的データ	間隔尺度	数値間の距離には意味があるが，絶対零点をもたない．	例：摂氏温度（℃），西暦年
	比例尺度	数値間の距離に意味があり，絶対零点をもつ．	例：身長（m），体重（kg），喫煙本数

(1) 単純無作為抽出法

最も基本的な無作為抽出法で，乱数表などを使用して母集団からの標本抽出確率を等しくする方法である．

(2) 系統抽出法（等間隔抽出法）

単純無作為抽出法を簡略化した抽出法である．最初の抽出番号を乱数表などで決定した後，残りは一定の間隔で抽出する方法である．

(3) 層化抽出法（層別抽出法）

母集団において，性別（男・女），年齢（20歳未満・20〜29歳・30〜31歳…），職業（農業・漁業…）などのようにある特性をもつ集団が混在している場合，各層からその層の大きさに比例して無作為に抽出する方法である．

(4) 多段抽出法

標本を複数の段階に分け，抽出単位によって段階的に抽出する方法である．例えば，全国民から標本抽出を行うような場合には，都道府県から市町村（一段）さらに世帯（二段）へと段階的に分けて抽出する．

3. スクリーニング

疫学研究では，確定診断を行うのではなく，疾病・異常者を効率よく**ふるい分ける（スクリーニング）**方法をとる．ある疾患の検査を行う場合に，対象者全員の精密検査を行えば正確な調査結果が得られるが，現実的には調査対象者全員に精密検査を実施すると時間や経費がかかりすぎることとなる．そこで，簡易的なスクリーニング検査を実施し，疾病・異常と判定された者に対し精密検査を行うことにより，効率よく調査を実施することができる．

Ⅱ　データのまとめ方

1. データの尺度

疫学に用いるデータには，**質的（定性的）**データと**量的（定量的）**データの2種類がある．質的データは分類やカテゴリーに分けられたものであり，**名義尺度**（類別変数，カテゴリー変数）と**順序尺度**（順序変数）がある．量的データは分けられた数値に意味を持つものであり，間隔尺度と比率尺度がある．データの種類と分類を**表 8-13** に示す．

2. 度数分布

たとえば，50人の学生の身長を調査すると50種類の数値を得ることができるが，この数値を眺めていてもその集団の特性を理解することはできない．そこで，この数値を小さい数値から大きい数値に並べ，さらに小さいほうから 10 cm 間隔で区切りをつけて，その区切りに当てはまる身長をもつ人数を出してみることにする．この操作によって，この集団ではどの身長の区切りに最も多くの人があてはまっているのかをすぐに知ることができる．このような方法を用いてデータの数値をある一定の幅をもったいくつかのクラスに分類すると集団の特性が説明しやすくなる．この場合，一定の幅を階級幅とよび，クラス分けを階級とよぶ．そして，この階級にあてはまった人数を**度数**とよび，最小の階級から最大の階級までの人数の現れ方を**度数分布**とよんでいる．これらをグラフ化したものを**ヒストグラム**という（**図 8-4**）．

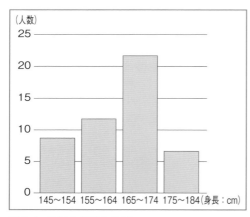

図8-4　ヒストグラムの例

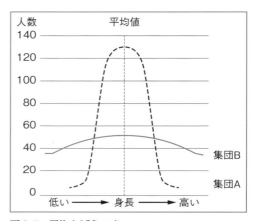

図8-5　平均とばらつき

3．代表値と散布度

1）代表値

　代表値はあるデータの特徴を表す指標で，中心傾向度を表す指標の代表として**平均値**，**中央値**，最頻値がある．

- （1）平均値：標本の値をすべて加え総数で割った値．
- （2）中央値：小さい値から大きい値へと標本を並べたときの中央に位置する値．
- （3）最頻値：標本の値の中で最も頻度の高い値．

2）散布度

　平均値が同じでも集団の広がり（ばらつき，偏差）がわからないと集団の特定はできない．**図8-5**は，ある集団の身長の人数分布を表している．集団Ａと集団Ｂの身長の平均値は同じであるが，集団Ａは平均値に近い身長の人が多い．一方，集団Ｂは身長の低い人から高い人まで同じような人数となっており，データの広がりが大きくなっている．この集団におけるデータのばらつきを**散布度**といい，ばらつきの指標として，分散と標準偏差がある．

- （1）分散：平均値と各標本値の差（偏差）を2乗した総和を標本数で割った値．
- （2）標準偏差：分散の平方根で，ばらつきの尺度として一般に用いられる．

4．単純集計，クロス集計

　集計は，大きく単純集計とクロス集計の2つに分けられる．**単純集計**は，得られたデータ全体の実数や比率のことで，集計の基本となる．たとえば，1,000人にアンケート調査を行って，回答が「はい」が600人，「いいえ」が300人，「わからない」が100人であったとすると，それぞれ60％，30％，10％となる．しかし，単純集計だけでは，全体の回答はわかるが，どのような種類の人が「はい」と回答しているのかまではわからないため，性別，年齢別，地域別などの種類分けで知りたい場合が生じてくる．このように全体を種類別に区分して集計することが**クロス集計**である．

Ⅲ　データの分析法

1．推定と検定

　統計的なデータの分析には，推定と検定がある．推定には，母集団の代表値を推定する点推定とその代表値の分布範囲を示す区間推定がある．検定は，統計推論上の仮説の検証を行うことであり，2つの統計値に有意差があることを証明する．有意性検定の一般的な方法を以下に示す．

1）帰無仮説の設定

　2つの統計値に差があることを証明するためには，最初に「差はない」という否定形の仮説を設定しておき（**帰無仮説**），この仮説を否定することで「差がある」というように証明を進めていく．これを簡単に説明すると「A＞Bであ

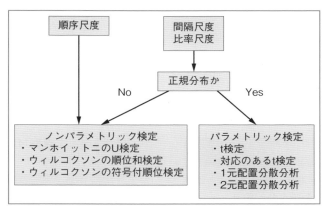

図8-6　検定方法の選択と種類

「る」を証明するのに「A＞Bでない」という仮説を設定し，これを否定するような方法である．まともに「A＞Bである」を証明しようとすれば，A＜BとA＝Bの両方でないことを証明しなければならないが，「A＞Bでない」を否定証明すれば1回の証明で済むということである．

2）検定方法の選択

　2標本の平均値の差の検定には**t検定**が使用されることが多く，割合（％）に差があるかどうかを検定する場合には**カイ二乗検定**（χ^2検定）を使用する．

3）有意水準での帰無仮説の棄却

　詳細は，統計学の教科書に譲るが，2標本の平均値から得られた統計値と，あらかじめ用意されている特定の分布表（t検定ではt表）での統計値を比較する．この場合，特定の分布表には，統計値とその値が起こりうる確率（**有意水準**）を示してあるので，この表をみれば「どの程度に起こりうることなのか」が判断できる．たとえば，起こりうる確率が5％以下であれば，帰無仮説として設定した「A＞Bでない」ということが起こりうる確率が100回のうち5回以下であるということなので，「A＞Bでない」ということは否定され，「A＞B」と考えたほうがよさそうだという結果となる．

2．相関

　2つの事象の間に共通の要因があったり，一方の変化が他方の値を左右する場合，2つの事象に相関があるという．これには**正の相関**（一方の増加に伴い他方も増加）と，**負の相関**（一方の増加に伴い他方は減少）がある．相関係数は，－1から＋1の値となり，相関がない場合は0，相関が強くなるほど正の相関では1，負の相関では－1に近づく．

Ⅳ　検定結果の解釈

1．標本平均値の差の検定

　一般に，得られた2標本の平均値を比較して統計的に有意な差が存在するか，あるいは偶然の差であるのかを明らかにする場合には有意性の検定を行う必要がある．検定の方法には多くの種類があるが，標本が正規分布をするような連続性の値をとる集団であればパラメトリックな検定法を使用し，標本が正規分布をしなかったり，順序をもっていたりするような場合には変数を直接用いず，順序を用いたり，カテゴリーとその割合を用いるノンパラメトリックな手法を使用する（**図8-6**）．

2．カイ二乗検定（χ^2検定）

　名義尺度においてはノンパラメトリック検定が用いられ，独立した2つの集団において，特定の事柄が現われてくる割合（％）に差があるかどうかを検定する場合にはカイ二乗検定（**χ^2検定**）を使用する．

VIII編　歯科疾患の疫学と歯科保健統計

Ⅰ 国家統計調査の分類

　統計法に基づき，国家が行う統計調査と公的機関が作成する統計全般を公的統計としている．公的統計は，行政機関が作成し総務大臣が重要なものとして指定した**基幹統計**とそれ以外の**一般統計**に分けられる．口腔保健に関係のある主な公的統計を**表8-14**に示す．

表8-14　口腔保健に関係のある主な公的統計

基幹統計	国勢調査 人口動態統計 患者調査 医療施設調査 国民生活基礎調査 薬事工業生産動態統計調査 学校保健統計調査
一般統計	医師・歯科医師・薬剤師統計 病院報告 受領行動調査 衛生行政報告例 社会医療診療行為別調査 介護サービス施設・事業所調査 21世紀出生児縦断調査 21世紀成年者縦断調査 国民健康・栄養調査 食中毒統計 歯科疾患実態調査

Ⅱ 歯科疾患実態調査

　厚生労働省医政局歯科保健課が行う**一般統計調査**である．層化多段抽出法による断面調査に属している．本調査の目的は，①わが国の国民の歯科保健状況の把握，②歯科保健対策の検討，および③今後の歯科保健対策の推進のための基礎資料とする，などである．主な調査事項は，性別，生年月日，歯や口の状態，歯を磨く頻度，歯や口の清掃状況，フッ化物応用の経験の有無，顎関節の異常，歯の状況，補綴の状況，歯肉の状況，歯列・咬合の状況である（**表8-15**）．

Ⅲ 国民健康・栄養調査

　戦後の貧困状態にあった昭和20（1945）年に，海外からの食糧援助を受けるための基礎資料を得る目的で行われた国民栄養調査を前身とし，平成15（2003）年から，健康増進法に基づく国民健康・栄養調査となり，国民の身体の状況，栄養摂取および生活習慣の状況を明らかにする

表8-15　平成28年度歯科疾患実態調査の概要

う蝕有病状況	乳歯のう蝕有病者率は，1歳0%，3歳8.6%，6歳45.5%であった．1980年代からの減少傾向は継続している．永久歯では，う歯（DMF歯）のある者の割合は5〜9歳では8.2%，10〜14歳では19.7%となっている．12歳児の1人平均のう蝕経験歯数（DMFT）は0.2本となっている．
現在歯状況 （8020達成者など）	20歯以上の自分の歯を有する者の割合は年齢とともに減少し，40〜44歳で98.8%であったのに対し，60〜64歳では85.2%，70〜74歳では63.4%，80〜84歳では44.2%となっている．8020達成者の割合は増加しており，51.2%と推計される．
歯周疾患状況	35〜44歳，45〜54歳の歯周ポケット保有者（4mm以上）率は，それぞれ26.5%，42.2%であった．

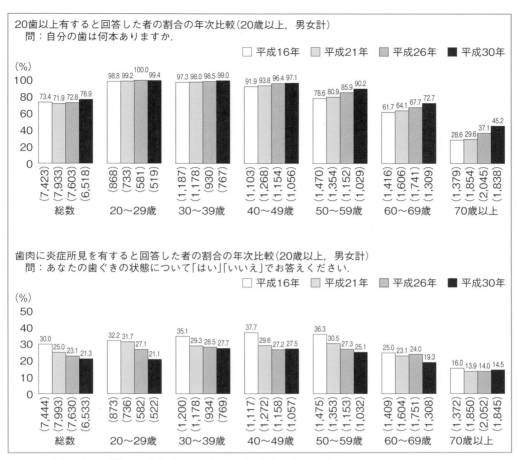

20歯以上有すると回答した者の割合の年次比較（20歳以上，男女計）
問：自分の歯は何本ありますか．

□ 平成16年　■ 平成21年　■ 平成26年　■ 平成30年

歯肉に炎症所見を有すると回答した者の割合の年次比較（20歳以上，男女計）
問：あなたの歯ぐきの状態について「はい」「いいえ」でお答えください．

□ 平成16年　■ 平成21年　■ 平成26年　■ 平成30年

図8-7　平成30年国民健康・栄養調査　─歯・口腔の健康に関する状況の結果─

ことを目的として毎年実施されている．調査事項として身体状況（身長，体重，腹囲，血圧，血液検査など），栄養摂取状況（食品摂取量，栄養素等摂取量，食事状況など），生活習慣〔食生活，身体活動・運動，休養（睡眠），飲酒，喫煙，歯の健康などに関する生活習慣全般を把握〕がある（**図8-7**）．

Ⅳ　学校保健統計調査

明治33（1900）年の「生徒児童身体検査統計」に端を発する調査であり，毎年文部科学省大臣があらかじめ指定する学校を対象に行われる基幹統計調査である．層化抽出により抽出された学校での健康診断の結果をもとに作成される統計であり，児童生徒の健康状態を明らかにし，

学校保健行政上の基礎資料となる．調査事項は，児童などの発育状態（身長および体重）と児童などの健康状態（栄養状態，脊柱・胸郭の疾病・異常の有無ならびに四肢の状態，視力，聴力，眼の疾病・異常の有無，耳鼻咽頭疾患・皮膚疾患の有無，歯・口腔の疾病・異常の有無，結核の有無，心臓の疾病・異常の有無，尿，その他の疾病・異常の有無および結核に関する検診の結果）である（**図8-8**）．

Ⅴ　患者調査

昭和23（1948）年に行われた「施設面からみた医療調査」を前身としており，昭和28（1953）年に「患者調査」となり毎年実施されたが，昭和59（1984）年から3年ごとに実施されている．

厚生労働省政策統括官付参事官付保健統計室が行う基幹統計調査である．全国の医療施設を利用する患者を対象として，層化無作為抽出した医療施設を利用した患者を調査する．本調査の目的は，病院および診療所を利用する患者について傷病の状況などの実態を明らかにして，医療行政の基礎資料を得ることであり，患者数，傷病分類，在宅医療の状況，入院の状況を調査する．

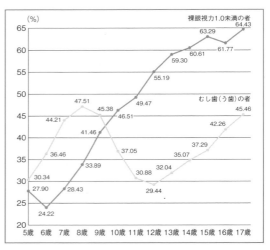

図8-8　令和2年度学校保健統計調査　—年齢別裸眼視力1.0未満の者，むし歯（う歯）の者の割合

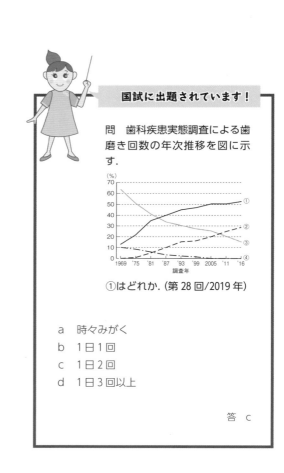

IX
編

地域歯科保健活動

I 地域歯科保健活動の意義

地域歯科保健活動は，地域に居住する人々の口腔の健康を保持・増進させるための**組織活動**である．個人が行うものではなく，公の機関が居住者全員に対して，公平に提供する**保健サービス**である．

II ライフステージ別の口腔保健の課題

生涯を通じた歯科保健活動と課題を**表9-1**に示す．

III 地域口腔保健活動の進め方

地域を対象に**PDCAサイクル**を適用させる（**図9-1**）．地域の問題点を発見し，その対策のための計画を練る（Plan）．計画に沿って保健活動を実践する（Do）．活動の成果を評価する（Check）．そして，それまでの活動の全体を見直し，活動継続の是非の判断や改善点を見つける（Action）．

IV 口腔保健活動の目標

世界レベルでの目標は**WHO（世界保健機関）**の2020年に向けた**世界口腔保健目標**がある．日本では，**健康日本21（第2次）**で目標設定されている（p.144，**表9-3**参照）．さらに，都道府県や市町村など自治体レベルで**条例**をつくり，歯科保健目標を設定している．

V 対象と活動分野

表9-1に示すように，対象・活動分野はともに広範囲である．当初，地域歯科保健活動とい

表9-1　生涯を通じた歯科保健活動と課題

ステージ	主要法令		歯科保健活動	主な課題
胎児期 乳幼児	母子保健法 児童福祉法	地域保健法・健康増進法・歯科口腔保健法	母親教室 1歳6か月児歯科健康診査 3歳児歯科健康診査 歯科保健指導	丈夫な歯の形成 乳歯う蝕の予防 咀嚼，嚥下機能の発達 歯口清掃の習慣 健全な食生活習慣
児童 生徒	学校保健安全法		就学時健康診査 定期歯科健康診査 歯科保健教育	永久歯う蝕の予防 歯周炎・不正咬合の予防 正しい清掃方法の習得
（妊産婦）	母子保健法		妊産婦歯科健康診査 歯科保健指導	う蝕・歯周病の予防 歯口清掃の徹底
（産業従事者）	労働安全衛生法		歯科健康診査 歯科保健指導	う蝕・歯周病の予防 歯の喪失予防 職業性歯科疾患の予防
成人 高齢者	高齢者医療確保法 介護保険法		歯周疾患検診 歯科健康診査 歯科保健指導 訪問口腔衛生指導	咀嚼機能の維持・回復 誤嚥性肺炎の予防

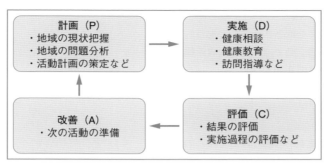

図9-1　PDCA サイクル

えば母子を中心としたものであった．近年は，**超高齢社会**を背景に，高齢者への対策が急務となっている．また，高齢になる前の段階，すなわち働く世代への取り組みの必要性も指摘されている．

Ⅵ　口腔保健教育

口腔保健教育では，知識の伝授も必要であるが，よりよい口腔保健行動への移行，いわゆる**行動変容**を促すことに重点を置く．

Ⅶ　歯・口腔の健康診査と事後措置

1歳6か月児歯科健康診査，3歳児歯科健康診査，学校での**定期健康診査**が代表的な健康診査である．また，**健康増進法**により，**歯周疾患検診**が市町村保健事業として展開されている．40，50，60 および 70 歳を対象としている．

健診後の**事後措置**は必須である．事後措置とは，**健診結果に基づいたその後の対応**である．たとえば，健診参加者を健診結果に基づいて，現状維持群（このままの維持に努める），要保健指導群（生活習慣の指導，口腔清掃指導が必要），および要精密検査群（医療機関受診を勧める）に分類し，それぞれの群に適切に対応する．

Ⅷ　地域特性の把握

口腔保健活動を展開するうえでは，その地域の特性を把握しなくてはならない．地域特性には，①基本的指標（人口特性，産業構造，自然

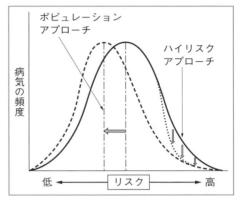

図9-2　ハイリスクアプローチとポピュレーションアプローチ

環境など），②保健統計指標（出生統計，死亡統計，医療費，疾患の有病状況など），③社会資源（保健医療機関，社会福祉機関，教育関係機関など）がある．

Ⅸ　ヘルスプロモーション

「**人々が自らの健康をコントロールし改善することができるようにするプロセス**」（オタワ憲章）のことである．個人の健康を保持・増進する**能力の強化**と健康に暮らせる**環境づくり**の両面からのアプローチの必要性を謳う概念である．

Ⅹ　ハイリスクアプローチとポピュレーションアプローチ

ハイリスクアプローチは，病気になるリスクの高い者のみをターゲットとして，適切な予防介入を行うことを指す．**ポピュレーションアプ**

ローチは，集団全員に対して予防手段を講じて，集団全体のリスクを低下させることを目的とする．地域歯科保健活動では，この両者を組み合わせて対処する（**図9-2**）．

XI 歯科衛生士の役割

　地域の保健所等で従事する場合はもちろんのこと，歯科医療機関の一員として地域歯科保健活動に参加する機会は多い．地域には健康な人，病気に気づいていない人，実際に病気で苦しんでいる人など，さまざまな健康レベルの人々が住んでいる．そのことを前提に，歯科衛生士は少しでも多くの人々に対し，歯科疾患の発症・進行予防につながる活動を通じて地域全体の健康に貢献することが求められる．

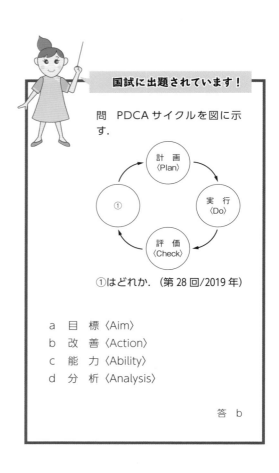

国試に出題されています！

問　PDCA サイクルを図に示す．

①はどれか．（第28回/2019年）

a　目　標〈Aim〉
b　改　善〈Action〉
c　能　力〈Ability〉
d　分　析〈Analysis〉

答　b

SECTION 2 地域歯科保健

Ⅰ　市町村と都道府県の歯科保健業務

地域保健法では，市町村と都道府県の歯科保健業務の内容を明確に区別している．市町村は住民の**直接の対人サービス**を行う．一方，都道府県は市町村の**事業の企画・調整・計画策定**を行う．

ただし，**政令指定都市**や**保健所政令市**などの大人口を抱える都市では，それらの業務を独自で行っている．

Ⅱ　保健所の歯科保健業務

保健所は関係機関と協力体制を確立し，地域住民の健康の保持増進，疾病予防に関する専門的，技術的，広域的な機能を担う機関である．

Ⅲ　市町村保健センターの歯科保健業務

保健所は，市町村の対人保健サービス事業に対して技術的指導を行う．市町村は**市町村保健センター**，**口腔保健支援センター**を設置して，保健所と連携し，直に住民と接して，対人保健サービスを直接担う（**表9-2**）．

Ⅳ　8020 運動

80 歳で 20 本の歯を維持する「8020 運動」が 1989 年に提唱された．以来，広く認知されるようになり，「高齢者でも多くの歯を残す」意識を国民に定着させるきっかけとなった．平成28年歯科疾患実態調査では，80 歳で 20 本以上の歯が残っている者の割合は約 50％であった．

Ⅴ　国民健康づくり対策

21 世紀の国民健康づくり対策として，厚生省（当時）が行った一連の施策が「健康日本 21」である．国民の健康の増進に関する基本的な方向や目標を定めている．第 1 次は 2000 年に始まり，第 2 次は 2013 年に始まった．

健康日本 21（第 2 次）では，「**健康寿命の延伸と健康格差の縮小**」「生活習慣病の発症予防と重症化予防の徹底」「社会生活を営むために必要な機能の維持及び向上」「健康を支え，守るための社会環境の整備」「栄養・食生活，身体活動・運動，休養，飲酒，喫煙及び歯・口腔の健康に関する生活習慣及び社会環境の改善」などを重点項目としている（**表9-3**）．

表 9-2　都道府県，保健所および市町村の主な歯科保健業務

都道府県	地域歯科保健体制の整備 　企画・調整・計画策定，調査・研究，情報収集・提供 　関連団体（事業所，学校など）との連携
保健所	専門的，技術的，広域的な業務 　難病，障害者に対する専門的歯科保健対策 　関連団体（事業所，学校など）の歯科保健事業への助言，指導 関連団体と市町村の連絡調整 市町村に対する技術的支援
市町村	直接の対人サービス 　母子，成人，高齢者などへの歯科保健事業 　市町村保健センターの整備 　医療・福祉関係機関との連携，協力

表 9-3　健康日本 21（第 2 次）の現状と「歯・口腔の健康」に設定された目標

具体的指標	現状値	目標値	＊
1.　口腔の健康の保持・増進，歯科口腔保健に関する健康格差の縮小に関する目標			
次の 2 から 5 に掲げる目標等を達成すること等により実現を目指すこととする．			
2.　歯科疾患の予防における目標			
（1）乳幼児期			
3 歳児でのう蝕のない者の増加	77.1%（平成 21 年）	90%（令和 4 年度）	
（2）学齢期（高等学校を含む）			
①12 歳児でのう蝕のない者の増加	54.6%（平成 23 年）	65%（令和 4 年度）	
②中学生・高校生における歯肉に炎症所見を有する者の減少	25.1%（平成 17 年）	20%（令和 4 年度）	
（3）成人期（妊産婦を含む）			
①20 歳代における歯肉に炎症所見を有する者の減少＊	31.7%（平成 21 年）	25%（令和 4 年度）	◎
②40 歳代における進行した歯周炎を有する者の減少＊	37.3%（平成 17 年）	25%（令和 4 年度）	◎
③40 歳の未処置歯を有する者の減少	40.3%（平成 17 年）	10%（令和 4 年度）	
④40 歳で喪失歯のない者の増加＊	54.1%（平成 17 年）	75%（令和 4 年度）	◎
（4）高齢期			
①60 歳の未処置歯を有する者の減少	37.6%（平成 17 年）	10%（令和 4 年度）	
②60 歳代における進行した歯周炎を有する者の減少＊	54.7%（平成 17 年）	45%（令和 4 年度）	◎
③60 歳（55〜64 歳）で 24 歯以上の自分の歯を有する者の増加＊	60.2%（平成 17 年）	80%（令和 4 年度）#	
④80 歳（75〜84 歳）で 20 歯以上の自分の歯を有する者（8020 達成者）の増加＊	25.0%（平成 17 年）	60%（令和 4 年度）#	◎
3.　生活の質の向上に向けた口腔機能の維持・向上における目標			
①3 歳児での不正咬合等が認められる者の減少	12.3%（平成 21 年）	10%（令和 4 年度）	
②60 歳代における咀嚼良好者の増加＊	73.4%（平成 21 年）	80%（令和 4 年度）	◎
4.　定期的な歯科検診，歯科医療を受けることが困難な者における目標			
（1）障害者			
障害（児）者入所施設での定期的な歯科検診実施率の増加	66.9%（平成 23 年）	90%（令和 4 年度）	
（2）要介護高齢者			
介護老人福祉施設・介護老人保健施設での定期的な歯科検診実施率の増加	19.2%（平成 23 年）	50%（令和 4 年度）	
5.　歯科口腔保健を推進するために必要な社会環境の整備における目標			
①過去 1 年間に歯科健康診査を受診した者の増加＊	34.1%（平成 21 年）	65%（令和 4 年度）	◎
②3 歳児でのう蝕がない者の割合が 80% 以上である都道府県の増加＊	6 都道府県（平成 21 年）	47 都道府県（令和 4 年度）#	◎
③12 歳児の一人平均う歯数が 1.0 歯未満である都道府県の増加＊	7 都道府県（平成 23 年）	47 都道府県（令和 4 年度）#	◎
④歯科口腔保健の推進に関する条例を制定している都道府県数の増加	26 都道府県（平成 24 年）	47 都道府県（令和 4 年度）#	

【＊：健康日本 21（第 2 次）と重複しているもの】【#：2019 年に見直しが行われた項目】

SECTION 3 母子歯科保健

Ⅰ 母子歯科保健の意義

母性と小児の健康には密接な関係がある．母子歯科保健では，母性および乳幼児の歯や口腔の疾患・異常を予防し，**母性の健康増進と胎児および乳幼児の健全な育成**をはかることを目的とする．

Ⅱ 妊産婦の口腔保健

妊娠中は**口腔環境の変化**によりう蝕や歯周病が発生しやすくなる．その理由には，食事や間食が増加するなど食生活が不規則になりやすい，つわりなどで口腔清掃が十分にできないことなどがあげられる．妊産婦の**歯周病**は，**早産**や**低体重児出産**の危険性を高める可能性がある．妊娠初期の母体の感染症や栄養障害は，胎児の歯や口腔の疾病・異常を引き起こすことがある．妊娠中の歯科治療は安定期（5〜8カ月）に受けるように勧める．

Ⅲ 乳幼児の口腔保健

乳幼児期は，身体の成長発育，歯の萌出，口腔機能の発達に伴い，**栄養摂取の方法や食生活が変化**する時期である．また，乳歯萌出後は**う蝕が急増**する時期でもある．乳歯のう蝕は，咀嚼機能を低下させるだけではなく，顎顔面の発育や歯の交換にも影響を及ぼす．これらは，永久歯の歯列不正や不正咬合，また，う蝕や歯周病を誘発する原因となる．う蝕以外の歯や口腔の疾病・異常には，先天歯，Riga-Fede〈リガ・フェーデ〉病，萌出性歯肉炎，ヘルペス性口内炎などがある．

Ⅳ 妊産婦・乳幼児の歯科健康診査と保健指導

妊産婦および乳幼児の歯科健康診査は**市町村事業**として実施されている．妊産婦歯科健診は，妊産婦自身のう蝕や歯周病の予防と胎児および乳幼児の口腔保健を目的として行う．**問診**では自覚症状の有無や歯科保健行動について把握する．**口腔診査**ではう蝕の状況，歯周病の状態，歯石の有無などを記録する．**保健指導**では，栄養・食事，口腔清掃，生活習慣改善（禁煙など），歯科治療に関する指導を行う．また，子育て支援の一環として，子どもの口腔保健に関する情報提供を行う．乳幼児歯科健康診査では，保健師や栄養士との連携のもと，口腔機能の発達や歯の萌出の状況に合わせた指導を行う．

Ⅴ 1歳6か月児歯科健康診査と保健指導

母子保健法に基づき**市区町村**が主体で実施される．満1歳6カ月を超え満2歳に達しない幼児を対象とする．乳歯う蝕，特に上顎乳前歯のう蝕の発生および進行の予防が主目的となる．**問診**ではう蝕の危険因子（哺乳ビンの使用，間食，歯の清掃，フッ化物の使用など）を把握する．**口腔診査**により，歯の清掃状況（上顎前歯4本の唇側面のプラーク付着状況），生歯，う蝕の状況，歯肉・粘膜や咬合の異常の有無などを記録する．健診の結果から判定の基準に従って5つの**う蝕罹患型**（O₁型，O₂型，A型，B型，C型）に区別し，罹患型に応じた**保健指導**を行う（**表9-4**）．

Ⅵ 3歳児歯科健康診査と保健指導

母子保健法に基づき**市区町村**が主体で実施される．満3歳を超え満4歳に達しない幼児を対

表 9-4　1歳6か月児歯科診査のう蝕罹患型と指導事項[5]

う蝕罹患型	判定の基準	予後の推測	指導事項
O₁型	う蝕がなく，かつ口腔環境もよい（危険因子が少ない）	比較的う蝕に罹りにくいと思われる	①現在はよい状態にあるので現状を続けるように努力させる． ②一般的指導事項は守るように指導する．
O₂型	う蝕はないが，口腔環境が悪い（危険因子が多い）	う蝕発生の可能性が高いと思われる	①一般的事項を徹底するよう指導する．必要に応じて歯の清掃方法の指導を行う． ②フッ化物溶液の局所塗布の予防処置を受けたほうがよいことを説明する． ③なるべく6カ月以内に再度検査を受けるように指導する．
A型	上顎前歯部のみ，または臼歯部のみう蝕がある	このままではう蝕が広がる可能性がある	①う蝕進行阻止の処置，またはう蝕の治療を受けるよう勧める． ②一般的事項を徹底するよう指導する．必要に応じて歯の清掃方法を指導する． ③哺乳ビンを常用していれば使用をやめるように指導する．
B型	臼歯部および上顎前歯部にう蝕がある	う蝕が広がる可能性が高い	①歯科医院でう蝕の処置をしてもらうように勧める． ②一般的事項を徹底するよう指導する．甘い飲食物の摂取は十分注意するよう指示する．必要に応じて歯の清掃指導を行う．
C型	臼歯部および上下顎前歯部にう蝕がある（下顎前歯部のみにう蝕を認める場合もこれに含む）	う蝕が次々に広がる可能性がきわめて高い	①歯科医院で可能な限りう蝕の治療をしてもらうよう指導する．全身的背景がある場合には小児科医にも相談することを勧める． ②一般的事項を徹底するよう指導する．甘い飲食物の摂取は十分注意するよう指示する．必要に応じて歯の清掃指導を行う．

(厚生省児童家庭局母子保健課　監修：母子保健指導マニュアル．1996 より改変)

表 9-5　3歳児歯科健康診査のう蝕罹患型と指導事項[5]

う蝕罹患型	判定の基準	予後の推測	指導事項
O型	う蝕がない	比較的う蝕に罹りにくいと思われる	①現在はよい状態にあるので，現状を続けるように努力させる． ②一般的指導事項は守るように指導する．
A型	上顎前歯部のみ，または臼歯部のみう蝕がある	このままではう蝕が広がる可能性がある	①未処置のう歯の治療を受けるように勧める． ②一般的事項を徹底するよう指導する．必要に応じて歯の清掃方法を指導する． ③哺乳ビンを常用していれば使用をやめるように指導する．
B型	臼歯部および上顎前歯部にう蝕がある	将来C2型に移行する可能性が高い	①歯科医院で未処置う歯の処置をしてもらうように勧める． ②一般的事項を徹底するよう指導する．甘い飲食物の摂取は十分注意するよう指示する．必要に応じて歯の清掃指導を行う．
C1型	下顎前歯部のみう蝕がある	比較的軽度である	①歯科医院で未処置う歯の治療をしてもらうよう勧める． ②一般的事項を徹底するよう指導する．
C2型	下顎前歯部を含む他の部位にう蝕がある	う蝕が急速に広がる可能性が高く，永久歯列にも影響する	①ただちに歯科医院で可能な限り未処置う歯を治療するよう勧める．全身的背景がある場合には小児科医にも相談することを勧める． ②一般的事項を徹底するよう指導する．甘い飲食物の摂取は十分注意するよう指示する．必要に応じて歯の清掃指導を行う．

(厚生省児童家庭局母子保健課　監修：母子保健指導マニュアル．1996 より改変)

象とする．心身発達のうえで最も大切な時期である．この時期に歯科健康診査を行う意義は，①う蝕罹患に対する感受性の個体差が明確になる時期であること，②1歳6か月児歯科健康診査後のフォローアップの機会となること，③歯や口腔の健康を保持増進するための習慣を形成する時期であることなどである．

　問診ではう蝕の危険因子に加えて，口腔機能や歯列に影響を与える習癖なども把握する．**口腔診査**により，歯の清掃状況（全歯の唇側面のプラーク付着状況），生歯，う蝕の状況，歯肉・粘膜や咬合の異常の有無などを記録する．健診の結果から判定の基準に従って5つの**う蝕罹患型**（**O型，A型，B型，C1型，C2型**）に区別し，罹患型に応じた**保健指導**を行う（**表9-5**）．

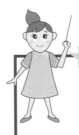

国試に出題されています！

問　1歳6か月歯科健康診査の結果を表に示す．

う蝕罹患型	O$_1$	O$_2$	A	B	C	合計
人数（人）	148	40	6	4	2	200

う蝕有病者率はどれか．（第28回/2019年）

a　1%
b　3%
c　6%
d　26%

答　c

Ⅰ 歯・口腔の健康づくりの領域と構造

幼児・児童・生徒・学生あるいは教職員の歯や口腔の健康増進を学校教育と並行してはかることにより，また，歯科保健向上のために諸施設を改善することにより学校教育を円滑に行えるようにすることが目的とされる．特に歯科保健行動を通じて児童・生徒等の生活習慣の改善につながることが知られており，重要視されている（**図 9-3**）．

1. 保健教育

学校での歯科保健教育は，学習指導要領の総則や教育要領にしたがって，口腔の衛生や望ましい生活習慣の形成，生活習慣病の予防など関連する内容が示されている（**表 9-6**）ので，各学校においては，各教科・科目，道徳科，特別活動及び総合的な学習（探求）の時間の教育課程に位置づけ，それぞれの特質に応じて適切に実施することになっている．

各発達の段階における歯・口の健康づくりの内容を**表 9-7**，特別支援教育での歯科保健の課題を**表 9-8**に示す．

2. 保健管理

保健管理は主に**学校保健安全法教育法**に基づいて，学校における児童生徒等および職員の健康の保持増進をはかることにより，学校教育の円滑な実施とその成果の確保に資することを目的とする活動であり，**対人管理**と**対物管理**から

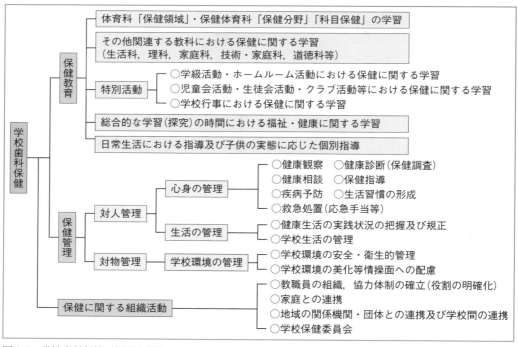

図 9-3　学校歯科保健の領域と構造

表 9-6　保健学習の内容（平成 29・30 年度告示）

小学校		中学校	高等学校
第 3・4 学年 2 年間で 8 単位時間程度	第 5・6 学年 2 年間で 16 単位時間程度	3 年間で 48 単位時間程度	2 単位（原則 1 年間で 35 単位時間）
1．毎日の生活と健康 2．育ちゆく体とわたし	1．けがの防止 2．病気の予防	1．健康な生活と疾病の予防（全学年） 2．心身の機能の発達と心の健康（1 学年） 3．傷害の防止（2 学年） 4．健康と環境（3 学年）	1．現代社会と健康 2．安全な社会生活 3．生涯を通じる健康 4．健康を支える環境づくり

注 1）特別支援学校，上記に準ずる
注 2）各学習指導要領による

表 9-7　各発達の段階における歯・口の健康づくりの内容

幼稚園	歯や口に関心をもち，口腔清掃や間食などの生活習慣を守り，好き嫌いなくよくかんで食べることができる．
小学校	基本的な生活習慣を身につけるとともに，歯・口の健康づくりを活用し生涯における健康づくりの基礎を養い，確かな健康観を育てていく．
中学校	むし歯や歯肉炎の発生しやすい年齢になることから，小学校の指導内容に加えてさらなる実践が必要となる．また，歯や口の外傷予防についての理解も深める．
高等学校	成人期からの生涯にわたる健康の保持増進という観点から歯科保健の重要性を理解させ実践できるようにする．
特別支援学校	一人一人の障害の種類や程度に応じて個別の目標を設定し，自立に向けた支援を行う．

表 9-8　特別支援教育での歯科保健の課題

1．歯・口の健康の大切さの理解
2．歯・口の発育と機能の発達の理解
3．歯・口の健康づくりに必要な生活習慣の確立と実践
4．むし歯や歯周病の原因と予防方法の理解と実践
5．障害の状態，発育・発達段階を踏まえた支援と管理の実践
6．必要な介助と支援の実践
7．歯・口の外傷の予防の支援と管理

（「生きる力」を育む学校での歯・口の健康づくり．令和元年度改訂）

なる．対人管理は，心身の管理としての健康診断の実施や事後措置，健康相談，疾病予防などと，生活の管理としての健康生活の実践状況の把握および規正や学校生活の管理からなる．対物管理は，学校環境の管理としての学校環境衛生検査と事後措置や，校舎内外の美化などからなる．

3．組織活動

　組織活動は保健教育と保健管理を効率的に運用するための学校，家庭，地域の連携による活動である．教職員の組織，協力体制の確立，家庭との連携，地域の関係団体との連携，学校間の連携を学校保健委員会，PTA 活動，地域保健活動などを通して行う．

Ⅱ　歯・口腔の健康診断と事後措置

1．学校保健安全法

　学校保健安全のうち，教育に関することを除いた保健管理面や安全管理について定めている．具体的には，保健管理として学校保健安全計画，学校環境衛生，健康診断，事後措置，健康相談，予防措置，学校医ならびに学校歯科医の職務などである．

2．健康診断実施の時期

　健康診断実施の時期は，学校保健安全法およ

就学時健康診断票

脊　　　柱			皮　膚　疾　患				
胸　　　郭			う歯数	乳歯	処　　置		
視力	右	（　　　　）			未　処　置		
	左	（　　　　）		永久歯	処　　置		
聴力	右				未　処　置		
	左			その他の歯の疾病および異常			
眼の疾病および異常			口腔の疾病および異常				
その他の疾患および異常							
担当医師所見							
担当歯科医師所見							

図9-4　就学時健康診断票

氏名					歯式																		性別 男 女		生年月日	年　月　日		

（以下は歯式・歯の状態の記入欄）

歯式
・現在歯（例　8、6）
・う歯　未処置歯　C
　　　　処置歯　　○
・喪失歯（永久歯）△
・要注意乳歯　　　×
・要観察歯　　　　CO

歯の状態
乳歯：現在歯数／未処置歯数／処置歯数
永久歯：現在歯数／未処置歯数／処置歯数／喪失歯数

年齢	年度	顎関節の状態	歯列・咬合の状態	歯垢の状態	歯肉の状態	歯式	乳歯 現在歯数	乳歯 未処置歯数	乳歯 処置歯数	永久歯 現在歯数	永久歯 未処置歯数	永久歯 処置歯数	喪失歯数	その他の疾病及び異常	学校歯科医所見・月日	事後措置
	0 1 2	0 1 2	0 1 2	0 1 2	0 1 2	8 7 6 5 4 3 2 1　1 2 3 4 5 6 7 8 上　　E D C B A　A B C D E　　上 下　右　　　　　　　　　　　左　下 　　　E D C B A　A B C D E 8 7 6 5 4 3 2 1　1 2 3 4 5 6 7 8									月　日	
歳																

図9-5　児童生徒健康診断票（歯・口腔）

び学校保健安全法施行規則により定められている.

1) 就学時健康診断

　11月30日までに実施する.

2) 定期健康診断

　毎年6月30日までに実施する.

3) 臨時健康診断

　必要があるときに実施する.

3.　健康診断票

1) 健康診断票の種類

(1) 幼児健康診断票

　幼稚園児を対象とする.

(2) 就学時健康診断票

　就学児童を対象とする（**図9-4**）.

(3) 児童生徒健康診断票（歯・口腔）（図9-5）

　小・中学生を対象とする.

(4) 生徒・学生健康診断票（歯・口腔）

　高校生を対象とする.

表9-9　「歯式」の欄に用いる記号

評価	記号	説明
現在歯	／, －	乳歯，永久歯とも該当歯を斜線または連続横線で消す.
喪失歯	△	永久歯の喪失歯のみとする.
要注意乳歯	×	保存の適否を慎重に考慮する必要があると認められる乳歯とする.
処置歯	○	充填，補綴（金属冠，継続歯，架工義歯の支台など）によって歯の機能を営むことができると認められるものとする. ただし，う蝕の治療中のものおよび処置がしてあるがう蝕の再発などによって処置を要するものは未処置歯とする.
未処置歯	C	う蝕でただちに処置を必要とするものとする.
要観察歯	CO	主に視診にて明らかなう窩は確認できないが，むし歯の初期病変の徴候（白濁・白斑・褐色斑）が認められ，放置するとむし歯に進行すると考えられる歯. ア．小窩裂溝において，エナメル質の実質欠損は認められないが，褐色，黒色などの着色や白濁が認められるもの. イ．平滑面において，脱灰を疑わしめる白濁や褐色斑等が認められるがエナメル質の実質欠損（う窩）の確認が明らかでないもの. ウ．隣接面や修復物下部の着色変化，（ア）や（イ）の状態が多数認められる場合等，地域の歯科医療機関との連携が必要な場合が該当する. 学校歯科医の所見欄にCO要相談と記入.
歯周疾患要観察者	GO	歯肉に軽度の炎症が認められるが，歯石沈着は認められず，生活習慣の改善と注意深いブラッシングを行うことによって改善が望める者.
歯周疾患要処置者	G	歯石沈着を伴う歯肉炎の者，歯周炎，増殖性歯肉炎が疑われ，精密検査と処置を必要とする者.

2）健康診断票の記入

(1)「顎関節」の欄
顎関節の状態について，異常なし，定期的観察が必要，専門医（歯科医師）による診断が必要，の3区分について，それぞれ0, 1, 2で記入する.

(2)「歯列・咬合」の欄
歯列の状態，咬合の状態について，異常なし，定期的観察が必要，専門医（歯科医師）による診断が必要，の3区分について，それぞれ0, 1, 2で記入する.

(3)「歯垢の状態」の欄
歯垢の付着状態について，ほとんど付着なし，若干の付着があり，相当の付着がある，の3区分について，それぞれ0, 1, 2で記入する.

(4)「歯肉の状態」の欄
歯肉の炎症状態について，異常なし，定期的観察が必要，専門医（歯科医師）による診断が必要，の3区分についてそれぞれ0, 1, 2で記入する.

(5)「歯式」の欄
現在歯，う歯，喪失歯，要注意乳歯および要観察歯は，記号を用いて，歯式の該当歯の該当記号を付す（表9-9）.

(6)「歯の状態」の欄
歯式の欄に記入された事項について上下左右の歯数を集計した数を該当欄に記入する.

(7)「その他の疾病及び異常」の欄
病名および異常名を記入する.

(8)「学校歯科医所見」の欄
学校においてとるべき事後措置に関連して学校歯料医が必要と認める所見（CO, GO, Gなど）を記入押印し，押印した月日を記入する.

(9)「事後措置」の欄
学校においてとるべき事後措置を具体的に記入する.

4. 事後措置
事後措置については，学校保健安全法施行規則第9条に定められている. 学校において健康診断を行った時には，21日以内に結果を幼児，児童または生徒およびその保護者，学生に通知するとともに，疾病の予防処置または治療を指示，運動および作業を軽減する等の適切な措置（表9-10）をとらなければならない.

表 9-10 健康診断後の事後措置（学校保健安全法施行規則第 9 条）
一 疾病の予防処置を行うこと.
二 必要な医療を受けるよう指示すること.
三 必要な検査，予防接種等を受けるよう指示すること.
四 療養のため必要な期間学校において学習しないよう指導すること.
五 特別支援学級への編入について指導及び助言を行うこと.
六 学習又は運動・作業の軽減，停止，変更等を行うこと.
七 修学旅行，対外運動競技等への参加を制限すること.
八 机又は腰掛の調整，座席の変更及び学級の編制の適正を図ること.
九 その他発育，健康状態等に応じて適当な保健指導を行うこと.

表 9-11 学校歯科医の職務執行の準則（学校保健安全法施行規則第 23 条）
一 学校保健計画及び学校安全計画の立案に参与すること.
二 法第八条の健康相談に従事すること.
三 法第九条の保健指導に従事すること.
四 法第十三条の健康診断のうち歯の検査に従事すること.
五 法第十四条の疾病の予防処置のうち齲歯その他の歯疾の予防処置に従事すること.
六 市町村の教育委員会の求めにより，法第十一条の健康診断のうち歯の検査に従事すること.
七 前各号に掲げるもののほか，必要に応じ，学校における保健管理に関する専門的事項に関する指導に従事すること.
2 学校歯科医は，前項の職務に従事したときは，その状況の概要を学校歯科医執務記録簿に記入して校長に提出するものとする.

Ⅲ 学校歯科医

学校医，学校歯科医，学校薬剤師は学校三師と呼ばれ，学校の非常勤の保健専門職員である．学校歯科医は大学以外の学校におかれることが定められており，その職務については学校保健安全法施行規則第 23 条に定められている（**表 9-11**）．

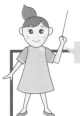

国試に出題されています！

問 就学時の健康診断を実施する主体はどれか.（第 27 回/2018 年）

a 学校長
b 学校設置者
c 学校保健委員会
d 市町村教育委員会

答 d

SECTION 5

産業歯科保健〈職域口腔保健〉

産業保健の目的は，あらゆる職業に従事する人の肉体的，精神的および社会的福祉を最高度に増進し，かつこれを維持させること，作業条件に基づく疾病を防止すること，健康に不利な諸条件に対し雇用労働者を保護すること，労働者の生理的および心理的特性に適応する作業環境にその作業者を配置することとされている．

産業歯科保健は，ただ単に産業労働に起因する職業性歯科疾患を予防することだけではなく，労働者の健康の保持増進の立場から促進する必要がある．

Ⅰ　職業性歯科疾患

職業性歯科疾患の発症には，①有害物質が口腔に直接作用する場合，②全身的な中毒の一症状として口腔症状を呈する場合，③吸収された有害物質が口腔内に分泌されて作用する場合がある．

1. 歯の酸蝕症

塩酸，硝酸，亜硫酸，硫酸などのガスあるいは霧（ミスト）が歯面を脱灰して生じる．下顎前歯に好発し，慢性的な経過をたどり，自覚症状は弱い．

Ⅱ　産業歯科保健活動

産業保健管理には，作業環境中の種々の有害要因を除去し，さらに快適な作業環境を維持することをねらいとする**作業環境管理**，作業の態様を分析し，それが適切であるよう作業そのものを管理する**作業管理**，労働者の健康を継続的に観察し，健康障害を起こす原因をみつけてそれを取り除く**健康管理**の３つの側面がある．

1. 産業歯科医

産業歯科医は，産業医のように法的に規定されている業務はないが，**歯の酸蝕症**など歯科領域に発生する可能性のある職業性疾患の健康診断や職域での口腔保健管理などの業務を行うことができる．

2. 歯科健康診断

特殊健康診断は，健康に有害な業務に従事する労働者を職業性疾患から予防するために行う健康診断で，口腔領域においては，塩酸・硝酸・硫酸・亜塩酸・フッ化水素・黄リン，その他歯またはその支持組織に有害なもののガス・蒸気または粉塵を発散する場所における業務は，**歯科医師による健康診断が義務づけられている**（労働安全衛生法施行令第22条）．健康診断を行った歯科医師は，その結果に基づいて労働者の健康障害防止に必要なことがらを事業者などに勧告できる．

3. トータルヘルスプロモーションプラン〈THP〉における歯科保健活動

従来の職業性疾病の予防対策にとどまらず，労働者の心身ともにバランスのとれた健康の保持・増進対策推進事業を行う（運動指導，メンタルヘルスケア，保健指導，栄養指導）．健康指導に歯と口の健康づくりに向けた口腔保健指導が含まれる．

Ⅲ　職域での口腔保健管理

職域での口腔保健管理の目的は，成人期における歯科疾患の予防管理と職業性歯科疾患の予防管理である．職業性歯科疾患に罹患するおそれのある労働者に対しては，特殊健康診断を実施することが義務づけられているが，対象はご

Ⅸ編　地域歯科保健活動

く一部の労働者にすぎない．歯科疾患の予防管理の最初の段階として歯科健康診断が行われるが，一般健康診断にはその項目はなく，一部の事業所において自主的に実施されているに過ぎない．生産年齢の幅は広く，その後半は歯の喪失が増加する時期であり，職域での口腔保健管理が高齢者の口腔保健を考えるうえでも重要となってくる．また，喫煙や生活習慣病と口腔疾患の関連性についての報告もあることから，医科との連携の必要性が求められている．

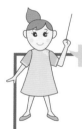

国試に出題されています！

問　産業保健活動の3管理で歯科診療における作業管理に該当するのはどれか．1つ選べ．（第30回/2021年）

a　グローブの着用
b　フラッシングの実施
c　B型肝炎ワクチンの接種
d　口腔外バキュームの使用

答　a

SECTION 6　成人・高齢者・要介護者・障害者歯科保健

Ⅰ　成人・高齢者の歯科保健に関連する法律等に基づく保健事業

健康増進法に基づく歯周疾患の健康教育および健康相談は，40〜64歳までの者を対象として行われる．

1. 市町村の事業

1) 口腔の健康教育

歯周疾患の健康教育は，**集団健康教育**として実施され，歯科疾患の予防よび治療，日常生活における歯口清掃，義歯の機能およびその管理等の正しい知識の普及を図る．

2) 口腔の健康相談

歯周疾患の健康相談は，重点健康相談として**個別型**で実施され，個人の口腔や歯・歯肉の状態に応じて，プラークや歯石の除去，ブラッシング等について相談や指導を行い，歯周病の予防および管理を図る．

3) 歯周疾患検診

健康増進法に基づく保健事業である．**市町村**が主体で行うものであるが，実施については任意である．**歯周疾患検診**の対象は40・50・60・70歳の者である（節目検診）．歯周病に関連する自覚症状の有無等に関する問診と歯および歯周組織等口腔内の状況の検査を行う．検診結果は「異常なし」「要指導」および「要精査」に判定され，それぞれの区分に基づき指導する．

2. 介護予防

口腔機能の軽微な低下や食の偏りなどを含む口腔の衰えは，食べる機能の障害や心身の機能低下につながる．これを**オーラルフレイル**という．**市町村**が介護保険法に基づいて実施する介護予防事業（地域支援事業）には，オーラルフレイルの予防の概念が導入されている．

介護予防・日常生活支援総合事業には，介護予防・生活支援サービス事業と一般介護予防事業がある．このうち介護予防・生活支援サービス事業は，**要支援者**と65歳以上の高齢者で基本チェックリストにより生活機能の低下のおそれがある者が対象である．基本チェックリストには口腔機能関連の質問（No. 13〜15）が含まれており（**表9-12**），口腔機能の低下のおそれがある場合（3項目のうち2項目以上が該当）は，**口腔機能向上プログラム**を提供する．

一方，**一般介護予防事業**では，65歳以上のすべての高齢者を対象として，口腔機能向上を含む介護予防についての啓発を行う．地域包括支援センターは，要支援者や事業対象者の介護予防ケアマネジメントを行う．

3. 口腔保健に関する訪問指導

介護保険による口腔関連サービスに，**要介護者**の**介護給付**における**居宅療養管理指導**がある（要支援者の**予防給付**では介護予防居宅療養管理指導である）．歯科医師や歯科衛生士等が通院が困難な者の居宅を訪問して，歯科医師は口

表9-12　「基本チェックリスト」の口腔機能関連の質問事項

No.	質問項目	回答
13	半年前に比べて固いものが食べにくくなりましたか.	
14	お茶や汁物などでむせることがありますか.	①はい　②いいえ
15	口の渇きが気になりますか.	

Ⅸ編

地域歯科保健活動

表 9-13 特定健診・特定保健指導「標準的な質問票」の口腔機能関連の質問項目

No.	質問項目	回答
13	食事をかんで食べる時の状態はどれにあてはまりますか.	①何でもかんで食べることができる ②歯や歯ぐき，かみあわせなど気になる部分があり，かみにくいことがある ③ほとんどかめない

腔清掃などの指導，助言や摂食嚥下訓練を行い，歯科衛生士は歯科医師の指示により口腔清掃や義歯清掃の指導を行う．医療保険による訪問歯科衛生指導では，歯科訪問診療を行った歯科医師の指示に基づき，歯科衛生士等が口腔清掃や義歯の清掃についての療養上の指導を行う．

4. 特定健康診査・特定保健指導

40〜74歳を対象として，**高齢者医療確保法**に基づく特定健診・特定保健指導が実施されている．特定健診・特定保健指導に歯科健診は含まれていないが，専門研修を受けた歯科医師・歯科衛生士が特定保健指導において食生活改善などの指導を行う．

特定健康診査はメタボリックシンドローム（内臓脂肪症候群）に着目した健診であり，質問票，身体計測，血圧測定，血液検査などの結果から，生活習慣病のリスクを判定し，リスクの程度に応じて特定保健指導を実施する．よく噛めないと野菜の摂取が減少し，脂質やエネルギー摂取は増加して生活習慣病のリスクが高まることから，平成30年度より特定健診・保健指導の質問票に歯科口腔保健に関する質問項目（食事を噛んで食べる時の状態を問う）が追加された（**表9-13**）．

Ⅱ 要支援・要介護者・障害者への歯科保健

1. 要支援・要介護者への歯科保健

介護保険法に基づく給付には，要介護者に対する介護給付と要支援者に対する予防給付がある．口腔関連サービスには居宅系サービスと施設系サービスがある．介護給付および予防給付における居宅系の訪問サービスでは，歯科医師や歯科医師の指示を受けた歯科衛生士が定期的に訪問して，口腔清掃の指導，摂食嚥下訓練を

行う．通所サービスでは，口腔機能の向上を目的に，歯科衛生士，看護職員，言語聴覚士，介護職員，生活相談員が，口腔清掃の指導または有床義歯の清掃に関する指導や摂食嚥下訓練を行う．また，口腔機能の低下の早期確認と適切な管理を行うため，介護職員等により口腔の健康状態および栄養状態について確認する．

介護給付における施設系サービスでは，歯科医師の指示を受けた歯科衛生士が，入所者に対する専門的口腔衛生処置と口腔ケアに係る介護職員への技術的助言や指導を行う．

2. 障害者への歯科保健

障害者総合支援法では，歯科保健においても障害者の自立を支援する視点が求められる．都道府県，政令市および特別区が実施する歯科保健医療サービス提供困難者への歯科保健医療推進事業では，施設に入所・入院する障害者・障害児，要介護高齢者の歯科疾患の予防や口腔の健康の保持増進を目的として，歯科健診や施設職員への指導などを行っている．

障害者の歯科治療や口腔保健指導では，障害の種類や程度によっては対応に苦慮するケースがある．また，本人あるいは家族，施設職員が行うホームケアの実施も困難となる場合が多いことから，歯科医師や歯科衛生士がプロフェッショナルケアを頻回に行う必要がある．歯科医療機関と地域との機能分担・連携のもと，身近な地域で継続的にプロフェッショナルケアを受けられる保健・医療環境の構築が必要である．

災害時の歯科保健

I 大規模災害時の保健医療対策

1. 災害対策

災害対策基本法において，災害とは「暴風，竜巻，豪雨，豪雪，洪水，崖崩れ，土石流，高潮，地震，津波，噴火，地滑りその他の異常な自然現象又は大規模な火事若しくは爆発その他その及ぼす被害の程度においてこれらに類する政令で定める原因により生ずる被害をいう」と定義されている．災害対策基本法に基づき，国は**防災基本計画**を，各地方公共団体は**地域防災計画**を策定することが義務づけられている．歯科医院においても，日頃から災害時の対策の手順を決め，防災対策を定期的に行うことが必要である．

2. 災害時のフェーズ

災害発生時やその恐れのある場合には，地方公共団体は災害対策本部を設置する．被災地には災害救助法が適用され，被災者の救助が進め

られる．災害の発災から日常生活に戻るまでの期間は，被災者の状態や医療救護・保健活動の観点から各フェーズに分けられる（**表9-14**）．

3. 災害時の医療

災害派遣医療チーム（DMAT：Disaster Medical Assistance Team）は，発災直後に被災地に急行し，48時間を目処に活動する．**災害拠点病院**はDMATを保有し，24時間体制の救急対応を行う．大規模災害時には多数の傷病者が発生するため，限られた医療資源（医療スタッフ，医薬品等）を有効に使う必要があり，傷病者を緊急度，重症度，予後を考慮して分類するトリアージという手法が用いられる．日本ではトリアージ区分を0（黒）：死亡あるいは救命困難群，Ⅰ（赤）：緊急治療群，Ⅱ（黄色）：非緊急治療群，Ⅲ（緑）：治療不要もしくは軽処置群の4つに分け，傷病者に**トリアージタッグ**をつけて表示する．緊急治療群（赤）が最優先，非緊急治療群（黄）が次の優先となる．

表9-14 災害時のフェーズの例[3,20]

	フェーズ0	フェーズ1	フェーズ2	フェーズ3	フェーズ4
医療救護フェーズ	発災から6時間	6〜72時間	72時間〜1週間	1週間〜1カ月	1〜3カ月
	発災直後	超急性期	急性期	亜急性期	慢性期
活動内容	災害対策拠点の設置	DMAT等による活動	医療救護班等による活動		
保健活動フェーズ	フェーズ0	フェーズ1	フェーズ2 → フェーズ3 → フェーズ4		
	発災後24時間以内	72時間以内	（フェーズの変化は状況に応じて判断）		
	初期体制の確立	緊急対策期	応急対策期		復旧・復興対策期
活動内容	生命・安全の確保	傷病者救護 避難行動要支援者・ 要配慮者への対応	避難生活に関わる健康支援 （誤嚥性肺炎予防等） 要配慮者への対応		健康な生活活動への支援
活動の場	医療救護所 避難所/テント・車中泊		避難所 福祉避難所	借り上げ住宅・仮設住宅 被災地区	被災地域

（全国保健師長会，2013を改変）

表 9-15　大規模災害時にみられる歯に関する問題点

問題点	状況
口腔清掃の不足	ライフラインの断絶で水がない，歯ブラシがないなどの理由から，ブラッシングや義歯の洗浄ができない．
歯科疾患の悪化・発症	口腔清掃の不足に加えて，偏った食生活やストレスなどが原因で，すでに罹患していたう蝕や歯周炎の悪化，口内炎，智歯周囲炎，口臭などが発症しやすくなる．
義歯の紛失・破損	災害時や避難時に義歯の紛失や破損があり，食事がしづらい．
口腔の外傷	災害により，歯や口唇，口腔粘膜（舌・頬粘膜など）に傷害を受ける．

表 9-16　被災地で歯科衛生士が行う主な歯科保健活動

保健活動 フェーズ	フェーズ 0〜1	フェーズ 2	フェーズ 3 以降
活動内容	歯科医療救護を優先的に実施 避難所での口腔機能の支援 （特に要介護者や要配慮者）	誤嚥性肺炎予防の口腔健康管理 避難所における口腔衛生の啓発・支援	生活習慣改善の支援や健康教育（特に子どもや高齢者）

Ⅱ　被災地での歯科保健活動

　大規模災害の発生時には，多くの被災者が避難所などでの集団生活を強いられ，極度の緊張や疲労，生活環境の変化を体験することから，このような状況に特有の歯科的な問題が起こる（**表9-15**）．口腔衛生についての集団に対する啓発活動や少量の水でもできるブラッシングの個別指導のほか，医療救護所では口腔内の受傷だけでなく，処置中の歯の急性化や義歯破折による食事困難などの応急処置も行われる．

　避難所の生活が長引くと，ストレスや口腔衛生の悪化により，特に高齢者において**誤嚥性肺炎**の発症の危険性が高まる．口腔や義歯の清掃などの口腔健康管理を行い，誤嚥性肺炎などの呼吸器感染症を予防し，**災害関連死**（災害が直接の原因ではない死亡）を防ぐ．支援物質には菓子パンやお菓子なども多いため，特に児童に対する食事指導を行う．高齢者の栄養問題に「飲み込めない」「噛めない」などの歯科的な問題が関与したことが報告されており，管理栄養士・栄養士との情報共有が必要である．被災地で歯科衛生士が行う歯科保健活動を**表9-16**に示す．

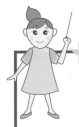

国試に出題されています！

問　災害拠点病院で正しいのはどれか．1つ選べ．（第30回/2021 年）

a　国が指定する医療機関である．

b　災害医療における人的・物的支援を行う．

c　災害派遣医療チーム〈DMAT〉が運営する．

d　地域災害拠点病院は三次医療圏ごとに設置する．

答　b

国際歯科保健

Ⅰ　世界の歯科保健の現状

1. 歯科疾患の状況

　国や地域によって，う蝕，歯周病，口腔癌など歯科疾患の種類については違いが認められないが，その重症度や分布は異なっている．先進諸国の小児のう蝕は，1960〜70年代では高い有病状況が報告されていたが，現在はほとんどの国において克服され減少傾向が認められる．しかし，開発途上国では，う蝕の有病状況が増加傾向にある国や，低い有病状況のまま変化のみられない国がある．

　歯周疾患の有病状況には地域差があまり認められず，全世界において比較的類似している．一方，口腔癌の発現率には大きな地域差が認められる．Betel nuts chewing やかみタバコの習慣があるスリランカやインドなどの南・中央アジアで有病率が非常に高い．

2. 口腔保健従事者

　国や地域により，口腔保健従事者の種類，職務，人数に差が認められる．開発途上国では，口腔保健従事者（歯科医師，歯科衛生士，歯科看護師，デンタルセラピストなど）の数が少ない．歯科疾患の予防を主な業務とする歯科衛生士という職種が存在する国は少ない．国際歯科衛生士連盟（IFDH：International Federation of Dental Hygienists）に所属している国は2022年末時点で34カ国である．

Ⅱ　開発途上国への歯科保健医療協力

　開発途上国では十分な治療環境がなかったり，口腔保健に関する知識が普及していない場合も多い．開発途上国と先進国では，歯科疾患の重症度・分布や口腔保健従事者の数などについては違いが認められるが，歯科疾患の種類には違いがなく，その予防や治療の基本原則は共通している．

　歯科保健医療における国際協力では，先進国が有する歯科保健医療の人的・物的・技術的資源を開発途上国に提供して，当該国の向上をはかることを目的とする．開発途上国に対する歯科保健医療協力においては，その国の人材，資源，経済状況，保健医療システムに適した対策を共同で考え，先進国からの援助がなくなった後も，その国の人々が継続して実施できるような活動を行う．国際保健医療協力における歯科保健の優先度は高くない国が多いが，歯科治療のみならず歯科予防処置と歯科健康教育を，プライマリヘルスケアの一環として実施することが望ましい．

　歯科保健医療国際協力協議会（JAICOH：Japan Association of International Cooperation for Oral Health）は国際協力を行うわが国の非政府機関の一つである．ソロモン諸島，カンボジア，ミャンマーなどで活動を行っている．多くの歯科衛生士が会員として健康教育や予防分野で活躍している．

■参考文献

1) 飯塚喜一ほか：図説口腔衛生学　第3版．学建書院，東京，1989.
2) 一般社団法人全国歯科衛生士教育協議会監修：最新歯科衛生士教本　歯科予防処置論・歯科保健指導論　第2版．医歯薬出版，東京，2020.
3) 一般社団法人全国歯科衛生士教育協議会監修：最新歯科衛生士教本　保健生態学　第3版．医歯薬出版，東京，2019.
4) 安井利一ほか編：口腔保健・予防歯科学．医歯薬出版，東京，2017
5) 厚生省児童家庭局母子保健課監修：母子保健指導マニュアル．1996.
6) 厚生労働統計協会編：国民衛生の動向　2022/2023.
7) 保険者による健診・保健指導などに関する検討会：第3期特定健康診査など実施計画期間（平成30年度〜35年度）における特定健診・保健指導の運用の見直しについて（議論のまとめ），2017.
8) 厚生労働統計協会編：国民の福祉と介護の動向　2019/2020.
9) 厚生労働統計協会編：国民衛生の動向　2017/2018.
10) 厚生労働統計協会編：保険と年金の動向　2019/2020.
11) 吉川　博：今日の職業性疾病．中央労働災害防止協会，1990.
12) 日本災害公衆衛生歯科研究会編：災害時の歯科保健医療対策　連携と標準化に向けて．一世出版，東京，2015.
13) 槻木恵一，中久木康一編：災害歯科医学．医歯薬出版，東京，2018.
14) 上條英之：歯科保健医療に関連する社会保障制度と関係法規．アナトーム社，東京，2021.
15) 篠崎英夫ほか編：衛生行政大要改訂第24版．日本公衆衛生統計協会，東京，2016.
16) 末髙武彦：歯科衛生士のための衛生行政・社会福祉・社会保険　第10版．医歯薬出版，東京，2021.
17) 椋野美智子ほか：はじめての社会保障，第19版．有斐閣アルマ，東京，2022.
18) 歯科衛生士国家試験対策検討会編：ポイントチェック　歯科衛生士国家試験対策②　歯と口腔の健康と予防に関わる人間と社会の仕組み　第5版．医歯薬出版，東京，2018.
19) 一般社団法人全国歯科衛生士教育協議会監修：最新歯科衛生士教本　保健情報統計学．医歯薬出版，東京，2011.
20) 全国保健師長会：大規模災害における保健師の活動マニュアル．2013.

歯科衛生士国家試験ポイントチェック②
歯・口腔の健康と予防に関わる人間と社会の仕組み
令和4年版出題基準準拠

ISBN 978-4-263-42305-9

2023年3月20日　第1版第1刷発行

編　集　歯科衛生士国家試験
　　　　対　策　検　討　会

発行者　　白　石　泰　夫

発行所　医歯薬出版株式会社

〒113-8612　東京都文京区本駒込1-7-10
TEL.（03）5395—7638（編集）・7630（販売）
FAX.（03）5395—7639（編集）・7633（販売）
https://www.ishiyaku.co.jp/
郵便振替番号 00190-5-13816

乱丁，落丁の際はお取り替えいたします　　　　　印刷・三報社印刷／製本・皆川製本所

令和4年版出題基準準拠

『歯科衛生士国家試験 全5巻
ポイントチェック』シリーズ

① 人体の構造と機能／歯・口腔の構造と機能／
疾病の成り立ち及び回復過程の促進

ISBN978-4-263-42304-2　定価2,970円（本体2,700円＋税）

② 歯・口腔の健康と予防に関わる人間と社会の仕組み

ISBN978-4-263-42305-9　定価2,310円（本体2,100円＋税）

③ 歯科衛生士概論／臨床歯科医学　1
（歯科衛生士概論／臨床歯科総論／歯・歯髄・歯周組織の疾患と治療／
歯の欠損と治療）

ISBN978-4-263-42306-6　定価2,420円（本体2,200円＋税）

④ 臨床歯科医学　2
（顎・口腔領域の疾患と治療／不正咬合と治療／小児・高齢者・障害
児者の理解と歯科治療）

ISBN978-4-263-42307-3　定価2,420円（本体2,200円＋税）

⑤ 歯科予防処置論／歯科保健指導論／歯科診療補助論

ISBN978-4-263-42308-0　定価3,300円（本体3,000円＋税）

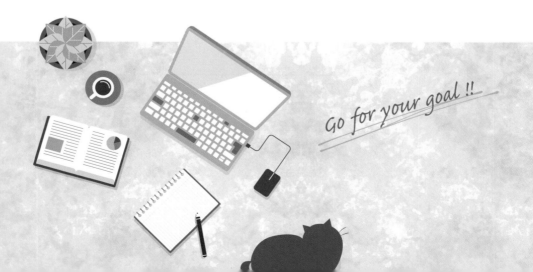

Go for your goal !!